徐志刚 著

医贯中西——

结合西医原理的中医临床

YIGUANZHONGXI
JIEHEXIYIYUANLIDEZHONGYILINCHUANG

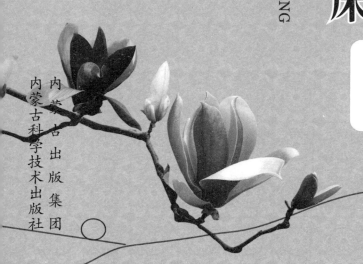

内蒙古出版集团
内蒙古科学技术出版社

U0350911

图书在版编目(CIP)数据

医贯中西：结合西医原理的中医临床 / 徐志刚著.
—赤峰：内蒙古科学技术出版社，2014.11（2022.1重印）
ISBN 978-7-5380-2457-9

Ⅰ.①医… Ⅱ.①徐… Ⅲ.①中西医结合—研究
Ⅳ.①R2-031

中国版本图书馆CIP数据核字（2014）第262378号

出版发行：内蒙古出版集团　　内蒙古科学技术出版社
地　　址：赤峰市红山区哈达街南一段4号
邮　　编：024000
邮购电话：（0476）5888903
网　　址：www.nm-kj.cn
责任编辑：许占武
封面设计：永　胜
印　　刷：三河市华东印刷有限公司
字　　数：172千
开　　本：700mm×1010mm　　1/16
印　　张：10.875
版　　次：2014年11月第1版
印　　次：2022年1月第3次印刷
定　　价：58.00元

前　言

临证日久,感触颇多。医海浩渺,病证在万种以上,病情变化多端,诊法各逞其能,断病各抓重点,治疗之术各有千秋……医者若无一定章法,必然难以应对繁多复杂之局面,更求祛病疗疾以益苍生,岂容易哉!

考邓铁涛前辈《中医诊断学》,览邝贺龄教授《内科疾病鉴别诊断学》,甚敬之、仰之。敬仰之余,复又叹之——二老之论皆博大精深、皆各成体系! 本来都属于为苍生造福之医术,却似隔山隔海,令学习者顾此失彼、两难取舍。

感触,敬叹,即有所思。孔子说:"天下何思何虑? 天下殊途而同归,一致而百虑。"盖中医西医研究对象皆是人类的疾病,对付内科疾病的基本手段都是使用药品,虽然药品有天然(传统中药)与化学(绝大部分西药)的不同,使用药品皆必须依据治法而选择,治法皆必须依据病证而确立,病证皆必须依靠诊断而确定,如果中西医诊断之法能够汇通,则邓邝之二海可以交融矣。何况前贤徐灵胎先生早有"用药如用兵"之论,天然药与化学药都是兵器和兵员,设使将帅良医驾驭有术,何患战病魔之不胜乎?

有感于此,不揣鄙陋,敢以入医门三十多年学行历练用《医贯中西——结合西医原理的中医临床》述于同侪,不当之处,望予海涵并指正之,以弘扬医道普济苍生。

目　　录

第一章　中西医的差异与统一

中医的概念具有多义性,也就是一词多义,又因为词语应用的具体语言环境不同表述的意义也不同,更加上词语借代的用法随处可见,学习中医的难点就很突出;西医的概念比较清晰,歧义较少,但是词汇量巨大,纷纷繁繁复复杂杂,出现一个知识盲点就可能导致知识脱节。

相对而言:中医入门极易——元气阴阳而已,而一旦展开,则难能至精至微;西医入门即繁杂——物理、化学、生物、解剖、生理、病理、药理、微生物与寄生虫……然积累日久,反似较易。

中医越学越多,先少后多,复归于精;西医越学越少,先多后少,亦归于精。

目前,中医发展精细到器官水平,往往有"自大视细者不精"之偏;西医发展精细到细胞分子离子微粒水平,往往有"自细视大者不全"之弊。

中西本同根于自然,目的本一致,各有所长,皆有所短,发展有快慢,阶段有不同,宏观与微观本来就有中间交集地带,定可互补,岂需攻喧?

至若中医有贬抑西医者或西医有贬抑中医者,实为医人自造囹圄,坐自井而观人天耳。

第一节　思想方法方面的中西医差异与统一

科学有客观性、真实性、可重复性,在一定的时空里、一定的条件下,中医学和西医学都具备这些特征。

中医偏重以形象思维(取象类比)和辩证思维(对立统一)为指导对人体进行研究,自阴阳学说入门,从最抽象的太极——元气开始,逐步展开,演绎、归纳、分析、综合。如同对一棵树的研究,中医是先握树干,再由干循及根须、循及枝叶。入手很易,越解越难,一定功夫的付出以后,或可得其肯綮，易—难—易，大约是中医的学习过程。

西医偏重以逻辑思维（原因结果）为指导对人体进行研究，由解剖学开始层层加码，演绎、归纳、分析、综合。自解剖学入门，一大本书就够多，还要学完生理、病理、药理、微寄、免疫……才有一些成型的认识。知识点多，内容不可一言以蔽之，但只要学一点就收获一点，越学越少，整整学完本科教材，则有小成，三五年时间可以成一医。也把它比喻成研究一棵树，西医是先握根须，再握枝叶，最后抓树干。一定功夫的付出以后，可得其肯綮，难—难—易，大约是西医的学习过程。西医最先进的地方在于它的外科手段和预防手段，一名成手的外科医生，一定是经历了千刀万线的磨炼。

然而这些不过是人类在认识论方面，诸如立场，诸如方法上的差异的结果，并不是基本的客观实际情况的变化使然。因为人类机体还是那些相对稳定的结构和机能，疾病还是那样相对稳定的灾患异常。

中西医有进步快慢之异，但是对疾病的认识只有词语概念及程度内涵的不同，而所指多有一致或交集，貌似南辕北辙，其实殊途同归。由整体到局部与从局部到整体，由抽象到具体与从具体到抽象，中西医各走一路，其实两条路融合拓宽更全面、更有效、更有价值。

中医和西医都不是完全完美的生命科学，都有空白点，它们都是发展变化的相对的科学。相对不是绝对化，世界上没绝对真理，没有绝对完全正确的方法来反映客观实在，也不存在绝对正确的百分之百的科学。如此说，也并不否认两种医学在某一阶段上的先进性与实用性的差异。

这里要注意，第一，相对宏观绝不排斥相对微观，宏观、微观都不是主观。第二，相对不是混淆不清，宏观不是模糊！——模糊论是糊涂论，是绞杀中医的圈套！的确，中医的许多概念术语表达是一词多义的，借代式表达随处可见的，但是中医的证因脉治是有着明确内涵的，所用的术语表达是有着实质内容的，是有明确的宏观界定的。真正明彻并掌握辨证施治方法，从"法式签押"到"活法圆通"达"不辨之辨"，绝不是一朝一夕之功，绝不是糊涂下去所能达到的境界。其实真正明彻掌握中医、西医都不是容易之事。真正叫嚣取缔中医的不是诚实的尊重事实的西医，而是乱挥"科学"大棒的人们；真正排斥西医的也不是开明的务实的中医，而是教条、僵化、迷信或别有他意的读死书者。

第二节　形态构造机能方面的中西医差异与统一

中医运用的是——气、阴阳、五行……的人体形态构造与机能一体（形气一体）的五分法框架来观察研究人体生命的，这是她的立场和观点。肝、心、肺、脾、肾这五个系统又进一步细化为疏泄之肝、藏血之肝、主筋之肝、主目之肝，主神明之心、主血脉之心、主舌之心、主汗之心，主气之肺、司呼吸之肺、主宣发肃降之肺、主鼻之肺，主运化之脾、主统血之脾、主升清之脾、主肌肉之脾，藏精之肾、主水之肾、主纳气之肾、主骨之肾……它们名虽有同而实已多异——主水之肾的形质不是藏精之肾的形质、主神明之心的形质不是主血脉之心的形质——所指的已经是由不同结构发挥的机能。

西医运用的是人体形态构造与机能两分开（形气两分）的思维框架来观察研究人体生命的，解剖基本用九分法，生理基本用十一分法。

中西医分类法的不同固然是差异，但所划分之客观内容没有变，且也只是主观认识的分法，用于内科病的诊治全身性用药并没有绝对的意义。

当然，对外科治疗、介入治疗，这种差异的区分意义是明显的，这也是为什么中医的外科手段缺陷的根本所在！只要中医还有一天不改变"人体形态构造和机能一体（形气一体）的五分法"，不统一到"人体形态构造与机能两分开（形气两分）的分类法"之中，中医的外科就绝不能真正进步。

尤其中医有些东西是拘于"五"、"六"的框架，解剖学发展受到环境的严厉制约（身体发肤受之父母不可毁伤、男女授受不亲、脉诊神秘化、"金匮要略·妇人病脉并治"多是隐词），古人不再审验客观的人体结构与机能的必然联系情况，便自作聪明的类比，以致出现主观附会、主观推演、主观归类的结果。这里有些东西大处尚离实际不远，细微处已面目全非，对于这样的情况，必须依据客观事实予以矫正。尤其"不为良相，便为良医"、"秀才学医，笼中拿鸡"之说一出，文人墨客便开动自我的臆造之脑筋，自诩为医。其实社会学、政治学、经济学、军事学与医学虽有关联不可截然扬镳，但却区别甚远，具体处已风马牛不相及。"术业有专攻"，任何一行的学问，非付出毕生心血，不可谓完全明了，岂有人真是神通广大万事皆能乎?

西医的神经系及其机能[脑(大脑、间脑、小脑、脑干)、脊髓、脑神经、脊神经、自主神经、躯体神经、感觉神经、运动神经⋯⋯],主要属于中医的主神明之心、作强之官肾、主疏泄之肝、主纳气之肾、主一身之阳之督脉、主神之心、主魂之肝、主魄之肺、主意之脾、主志之肾⋯⋯

西医的内分泌系及其机能(垂体、甲状腺、甲状旁腺、肾上腺、胰腺、胸腺、性腺、肠腺⋯⋯),主要属于中医的藏精之肾、疏泄之肝、奇经八脉、命门⋯⋯

西医的运动系及其机能(四肢、脊柱、间盘、股骨头、肌肉、筋膜、肌腱⋯⋯),主要属于中医的主筋之肝、主肌肉之脾、主骨之肾⋯⋯

西医的感官及其机能(目、舌、耳、口、鼻、皮肤⋯⋯),分属于主目之肝、主舌之心、主耳之肾、主口之脾、主鼻之肺、主皮肤之肺⋯⋯

西医的免疫系及其机能(脾、淋巴结、胸腺、扁桃体、骨髓⋯⋯),主要属于中医的营卫之气、主升清之脾、主气之肺、元气之根的肾⋯⋯

西医的血液系及其机能(钙、镁、钾、锌、磷、硒、铁、水、酸、碱、盐、红细胞系、白细胞系、巨噬细胞系⋯⋯),主要属于中医的血分、阴液、精微、藏血之肝、统血之脾、藏精化血之肾⋯⋯

西医的呼吸系及其机能(咽、气管、肺、纵隔、胸膜⋯⋯),主要属于中医的司呼吸、主宣发肃降之肺、主血脉之心、主纳气之肾⋯⋯

西医的消化系及其机能(食管、胃、小肠、大肠、阑尾、肛门、肝、胆、胰、腮腺、下颌下腺⋯⋯),主要属于中医的主运化之脾、主疏泄之肝。

西医的循环系及其机能(心脏、血管、淋巴管、起搏传导系统、冠状动脉⋯⋯),主要属于中医的主血脉之心、统血之脾、疏泄之肝⋯⋯

西医的泌尿系及其机能(肾、输尿管、膀胱、尿道⋯⋯),主要属于中医的主水之肾、通调水道之肺、主持诸气之三焦⋯⋯

西医的生殖系及其机能(睾丸、卵巢、输卵管、输精管、子宫、前列腺、外阴、乳房⋯⋯),主要属于中医的命门、藏精之肾、疏泄之肝、神明之心⋯⋯

西医的气态、液态、电、磁等结构及机能,主要属于中医的气血精津液、阴阳⋯⋯

西医的通路(脉管、淋巴管、膜孔、电路、体液运行路径⋯⋯)等结构及机能,主要属于中医的经络——肺经、大肠经、胃经、脾经、心经、小肠

4

经、膀胱经、肾经、心包经、三焦经、胆经、肝经、奇经八脉、三焦……中医经络学说肯定有主观勾画的成分，她的循行图是模式图而不是实物图——如同物理学电路图不是电工实际布线图一样。

西医的节点、配体受体、控制点、闸门、开关、膜孔、调定点，主要属于中医的三焦——上焦、中焦、下焦。焦就是关键点，三是概数，三焦就是不尽其数的关键点，它通行元气——通行生命的信息、能量与物质，主水道——主管体液的运行路径。

第三节　病因病机方面的中西医差异与统一

由于思想方法方面的中西医差异和人体形态构造机能方面的中西医差异，加上客观病因相当复杂，客观病机相当复杂，主观名词术语相当复杂甚至一词多义，演变应用到病因病机方面的中西医差异就非常明显。

中医的病因病机概念相对宽泛，西医的病因病机概念相对局限。但是，它们的具体内涵或是相同，或是交叉，很少有不相干的情况，如：

中医的气虚，与西医的代谢能量不足、微小有形物质及气态物质和无形物质（场、粒子……）不足、脏器机能低下……基本符合或高度相关；

中医的血虚，与西医的造血能力不足、血细胞不足、血细胞体积变小、造血原料不足、血量不足、血液功能不足……基本符合或高度相关；

中医的阴虚，与西医的蛋白质、糖类、脂类、维生素、水分子、钙、镁、钾等无机盐和锌、磷、硒、铁等微量元素不足，抑制潜静能力不足，产热过剩，生殖物质不足……基本符合或高度相关；

中医的阳虚，与西医的代谢产热不足、甲状腺素不足、垂体激素不足、兴奋功能衰退、生殖器官功能衰减……基本符合或高度相关；

中医的气化，与西医的同化、异化、代谢基本符合或高度相关；

中医的气机失调，与西医的代谢亢进、衰退、紊乱……基本符合或高度相关；

中医的先天不足、先天损伤、先天有余，与西医的遗传因素基本符合或高度相关；

中医的饮食有余、不足、不节，与西医的饮食营养失调基本符合或高

5

度相关；

中医的六淫，与西医的物理温度湿度不正常、日射、射线、严寒、机械伤因素，化学物质、放射，生物因素细菌、立克次氏体、螺旋体、病毒、衣原体、支原体、真菌感染……基本符合或高度相关；

中医的疫疠，与西医的甲、乙、丙类传染病的病原微生物侵袭基本符合或高度相关；

中医的破伤风包括了西医的破伤风……

中医的过劳、过逸、体力、脑力、房劳，与西医的能量物质消耗损失过度基本符合或高度相关；

中医的致病虫类，与西医的蛔虫、蛲虫、血吸虫、疟原虫、弓形虫、原虫……基本符合或高度相关；

中医的野兽动物伤害，与西医的野兽动物伤害、狂犬病、布病……基本符合；

中医的跌扑，与西医的机械性外伤、内出血、骨折……基本符合或高度相关；

中医的中毒，与西医的动物性、植物性、化学性中毒……基本符合或高度相关；

中医的金刃，与西医的刀、枪、子弹伤害基本符合或高度相关；

中医的痰浊，与西医的高脂血、高黏血、水肿、积水、肥胖、浊肿、黄疸、炎症病灶的渗出……基本符合或高度相关；

中医的停饮，与西医的水肿、积水……基本符合或高度相关；

中医的淤滞，与西医的淤血、充血、栓塞、梗死、出血后状态、高血压……基本符合或高度相关；

中医的赘骨，与西医的骨质增生、骨质畸形、骨质变性、坏死之骨……基本符合或高度相关；

中医的七情，与西医的精神因素致病、社会因素致病基本符合或高度相关；

中医的气滞，与西医的气体物质运行不畅、神经体液失调、情绪不正常……基本符合或高度相关；

西医甲乙丙传染病四个临床阶段，属于中医卫气营血四类证候；

西医的发热性疾病六大临床类型，属于中医的六经——太阳经、阳明经、少阳经、太阴经、厥阴经、少阴经六类证候。

第四节　病理状态方面的中西医差异与统一

由于思想方法方面的中西医差异、人体形态构造机能方面的中西医差异和病因病机方面的中西医差异,加之中医的病理形态概念相对宽泛甚至一词多义,西医的病理形态概念相对具体,这就造成了现实中非常明显的病理状态方面的中西医差异。

虽然中医与西医在病理形态概念上所用名词术语不同,但是它们的具体内涵或是相同,或是交错,很少有不相干的情况,如:

1. 中医的阳虚——西医的产热弱于散热,怕冷、低体温;生长动力不足,生长缓慢、发育迟缓;性兴奋机能减退,阴器冰冷、阳痿;生殖功能不足,性欲不足、精液稀薄;生命能力不足,活力不足、精神衰退;激动力不足,萎靡不振、情绪低落,缺乏爆发力;组织兴奋性的兴奋方面不足,反应迟钝、嗜睡。

2. 中医的阴虚——西医的产热强于散热,怕热、体温偏高,五心烦热;生长营养不足,蛋白质缺乏、脂类缺乏、糖类不足、水不足、无机盐微量元素不足、维生素不足;性抑制机能减退,性欲过强、阳强不倒;生殖物质不足,精液量少、精液黏稠;生命物质不足,组织含量不足、体积小、能量储备不足;脂类异化代谢强于同化代谢,消瘦、皮肤薄弱;组织兴奋性的抑制方面不足,烦躁、失眠、健忘、多梦。

3. 血虚——贫血,血液不足或 RBC 减少或 Hb 不足;器官缺血,脑缺血、心肌缺血、视网膜缺血;血液中物质异常、缺乏必需元素导致功能不足,凝血障碍、出血后状态。

4. 气虚——免疫能力不足,体弱多生外感病;代谢缓慢,气短、乏力、精力不足、肌张力减弱、肌力衰弱、胃动力不足。

5. 阴血虚证——生命物质不足,组织含量不足、体积小、能量储备不足;生殖物质不足,精液量少、精液黏稠;组织兴奋性的抑制方面不足,烦躁、血压高、失眠、健忘、多梦。

6. 卫气虚——免疫能力不足,体弱多生外感病;代谢缓慢,气短、乏力、精力不足、肌张力减弱、肌力衰弱、胃动力不足。

7. 元气虚——生命根本物质和机能不足:生长营养不足,蛋白质缺乏、脂类缺乏、糖类不足、水不足、无机盐和微量元素不足、维生素不足;

生命能力不足,活力不足,精神衰退;激动力不足,萎靡不振、情绪低落,缺乏爆发力;组织兴奋性的兴奋方面不足,反应迟钝、嗜睡。

8. 中医的胃气虚——西医的消化机能不足。

9. 中医的中气虚——西医的免疫机能不足。消化吸收能力不足。血压偏低,体弱多生外感病。

10. 中医的营气虚——西医的红细胞机能不足、血液中营养物质不足。

11. 中医的脉气虚——西医的循环动力不足。

12. 中医的宗气虚——西医的心肺协调血液氧合机能不足。

13. 中医的肺气虚——西医的肺呼吸机能不足。

14. 中医的心主血脉之气虚——西医的循环机能不足。

15. 中医的心主神明之气虚——西医的脑的安静能力不足。

16. 中医的脾运化之气虚——西医的消化吸收机能不足。

17. 中医的脾升清之气虚——西医的脑供氧机能不足,血压低。

18. 中医的脾统血之气虚——西医的凝血机能不足、微血管脆性增强。

19. 中医的肝主疏泄之气虚——西医的神经体液调节机能不足。

20. 中医的肝主藏血之气虚——西医的贫血、凝血机能不足、微血管脆性增强。

21. 中医的肾主水之气虚——西医的排泄与泌尿机能不足。

22. 中医的肾主藏精之气虚——西医的生殖物质不足、生命物质不足。

23. 中医的肾主纳气之气虚——西医的组织呼吸机能不足组织缺氧、呼吸中枢和长吸中枢对呼吸调节异常。

24. 中医的气滞、气郁——西医的微细物质循行不畅,消化吸收延缓、水液输布代谢不畅;情绪感情不能畅快表达,压抑、抑郁、狂躁、妄想、怨怒、愤恨、哀愁、悲伤、忧患、思虑、恐惧、惊慌。

25. 中医的淤血、血淤——西医的血流循环不畅,静脉性充血、动脉性充血、血液黏滞性加大;血栓,栓子、血栓形成;梗死,动脉性梗死、静脉性梗死;丧失正常功能之血液,血肿、败血症;淋巴循环障碍。

26. 中医的赘骨——西医的增生之骨,骨质退行性变;丧失正常功能之骨,骨坏死、骨髓炎;影响重要组织器官系统功能发挥之骨,如颈肋。

27. 中医的赘骨阻塞——西医的颈椎病、腰椎病、骶髂关节炎。

28. 中医的痰证——西医的呼吸道分泌物增多,黄痰、白痰、血痰、黑痰。体液浓缩成为黏稠物滞留于机体内某些部位如脑、脊髓、皮肤、肌肉等成为囊肿、水疱、硬化等等;肾囊肿、肝囊肿、脑囊肿、卵巢囊肿;脂类异化代谢弱于同化代谢,肥胖、脂肪肝。

29. 中医的痰水证——西医的体液在某处循行不畅,胸水、腹水、心包积液、脑积水、青光眼、睾丸鞘膜积液。

30. 中医的水湿——西医的水肿、尿路感染、带下、积液积水、渗出为主的炎症。

31. 中医的消化道痰饮——西医的体液在胃肠代谢失调,幽门梗阻胃中振水音。

32. 中医的火盛——西医的代谢亢进,皮脂分泌亢进、产热增强、多饮多食易饥饿;发热充血为主的炎症,疖、痈、肿、疔、毒。

33. 中医的火——西医的燃烧现象;各种功能;情绪激动燥烈狂妄;性欲发动;代谢亢进,皮脂分泌亢进、产热增强、多饮、多食、易饥饿;化脓变质为主的感染,疖、痈、肿、疔、毒;发热充血为主的炎症,丹毒、狼疮;一切具有引发前述情况发生的因素,某些细菌、病毒、支原体、高温、强酸、强碱、电、磁、光。

34. 中医的阳亢——西医的神经体液调节失调、血压增高、组织兴奋性的兴奋方面过强,烦躁、血压高、失眠、健忘、多梦。

35. 中医的正虚——西医的机体应有的正常质和/或正常量的物质不足。

36. 中医的有邪——西医的机体有微生物侵害或有了异常质/异常量的物质。

37. 中医的表证——西医的微生物致病或风湿免疫病早期及局部未扩散状态。

38. 中医的热,火盛——西医的代谢亢进,皮脂分泌亢进、产热增强、多饮多食易饥饿;发热充血为主的炎症,疖、痈、肿、疔、毒。

39. 中医的寒——西医的卡他性炎症,过敏、病毒侵犯、结核脓肿。

40. 中医的风——西医的微生物侵袭或某些物质作用于免疫失调的机体引起的游走不定、变化多端的病症,荨麻疹、上感、传染病初期;体内脏腑气血失调出现的脑动脉痉挛、脑血管意外、共济失调、不随意运动,震颤、抽搐、痉挛一类的病症。

41. 中医的湿盛——西医的渗出为主的炎症,湿疹、肿胀、溃烂。

42. 中医的寒凝——西医的产能不足,低体温、怕冷、活力不足;热能输布不足,局部温度减低。

43. 中医的气分——西医的微生物致病或风湿免疫病非早期及非局部高热等临床症状明显状态,口渴、发热、烦躁、出汗。

44. 中医的血分——西医的微生物致病或风湿免疫病影响血液的状态,出血、淤斑、意识障碍。

45. 中医的虚热——西医的营养失调内分泌紊乱及微生物致病恢复期或风湿免疫病影响血液的低热状态,低热,心烦,失眠。

46. 中医的痹证——西医的微生物致病或风湿免疫病,以骨、关节、肌肉、血管、肌腱、筋膜、腱膜等等病变为主。

47. 中医的烦躁——西医的各种因素导致中枢神经缺氧缺血抑制安静不足。

48. 中医的卫分——西医的传染性流行性微生物致病或风湿免疫病早期及局部未扩散状态。

49. 中医的太阳表证——西医的微生物致病或风湿免疫病早期及局部未扩散状态。

50. 中医的少阳——西医的微生物致病或风湿免疫病涉及胆红素代谢和胆囊结构机能的状态,胁痛、口苦、咽干、眼花、发热恶寒。

51. 中医的阳明——西医的微生物致病或风湿免疫病涉及神经精神、多种物质代谢、消化排泄及胃肠的状态,大便不通或热结旁流,高热。

52. 中医的毒盛——西医的毒血症,败血症,WBC 增高、核左移,发热。

53. 中医的心包——西医的微生物致病或风湿免疫病影响大脑导致抽搐、昏迷。

54. 中医的精气不固——西医的多尿、久泻、滑精、清稀带下。

55. 中医的滑脱——西医的慢性病衰弱,久泻、久咳、久遗,虚弱、乏力。

第五节　收集临床资料方面的中西医差异与统一

望、闻、问、切是中医的传统诊察手段,望、触、叩、听、实验室、影像、介入是西医进行比较详细的研究诊察手段,其目的都是为了收集临床资料,它们各自具有丰富的内容和独特的价值。

对待中医的脉象要持正确的态度,第一,必须注意防止普遍原理与具体实践的关系混淆;第二,必须注意防止按图索骥、刻舟求剑;第三,必须注意防止全息与全等的关系混淆——局部的确包含了整体的全部信息,但是必要条件不具备就不能把这些信息表达出来! 至于神化脉学和借脉理说话,已不是医理之理了。

诊察方面,中西医是可以统一的。全面运用望、闻、问、切、触、叩、听,选择运用实验室检查、影像 B 超、X 光、CT 及 MRI、介入等一切可以诊察的方法,竭力求得对疾病全面而客观的资料,通过"四提八纲"的过程完全可以得心应手地统一运用到临床实践活动之中。

第六节　诊断方面的中西医差异与统一

中医的八纲辨证本质有四,它包容了一切诊断思辨要素。相对宏观性是中医科学的本质。中医是相对宏观的人体生命疾病诊治科学,西医是相对微观的人体生命疾病诊治科学,二者在理论上、实践上、逻辑上和视角上是可以相互补充的。

中医本是可以开放的关于疾病科学的体系,由于故步自封,条框已成,墨守成规,以致不能将现代科学新成就吸纳入自己的体系中。就诊断而言,中医的八纲的确没有被准确、完整地得到应用。

八纲是中医诊断学的最高思辨概念。现有的中医体系虽有脏腑辨证、气血辨证、经络辨证、三焦辨证、卫气营血辨证、六经辨证等对八纲思辨的具体化,但这些都远远没有跟上现代物理、化学、生物学的发展步伐——至少在中医运用化验、B 超、CT、核磁的方面是这样。

八纲的表里,实质是对疾病的发生发展变化部位探究的思辨方法,却不是对疾病的发生发展变化部位探究的实际具体结果。

疾病的发生、发展及变化部位当以科技发展的最先进最实在的成果——具体的组织结构和生理机能异常为确定基准,依旧生硬地套用而不是灵活机动运用五行(五行本身就应该是活的)的部位归属就有明显僵化性和局限性。手术这一伟大的治疗手段没有被中医所吸纳发展,应首归罪于对"表里"没有细究。CT、MRI 等成就若仍被"表里"的简单化所左右,则中医难以有突破性的进步。

八纲的虚实,实质是对病因病机的思辨方法却不是病因病机的实际具体结果。一切应当具备的没有具备或减低都属虚;一切不该具有的有了或当有的高了都属实。虚实思辨是对代谢、遗传、营养,蛋白、糖、脂肪、钙、镁、钾、锌、磷、硒、铁、水分、维生素、血液……及其机能的缺失,细菌、立克次氏体、螺旋体、病毒、衣原体、支原体、真菌、蛔虫、蛲虫、血吸虫、疟原虫、原虫……的侵袭,低温、高温的伤害,饮食、劳逸、野兽动物伤害,跌扑、中毒、金刃、停痰、留饮、淤血、赘骨、七情(气上、下、缓、消、结、泄、乱……)等等作用于人体的过程的分析综合考虑。由于对于"邪正"思辨的无具体结果化,致使中医对病因的认定粗率,没有能够在微生物学领域里有所建树,从而在用药方面针对性不强,尤其是在预防治疗微生物感染方面不得不退居西医之后。

八纲的寒热,实质是对疾病的性质或病理变化的思辨方法却不是疾病状态的实际具体结果。寒热,是关于能量代谢亢盛、衰减,炎症、穿孔、梗死、息肉、癌室、肿瘤、肿胀、水肿、血栓、充血、出血、贫血、溶血、淤胆、过敏、免疫失调、免疫低下、缺氧、衰老、硬化、萎缩、囊肿、功能紊乱等情形的概括概念。抛开这些情形而谈"寒热",则不免流于空洞茫然,至少会是使本来在短期能明了的知识却迁延很长时间才明白。

八纲的阴阳,实质是对疾病预后转归的思辨方法却不是疾病预后转归的实际具体结果。得神、失神、阴证、阳证、亡阴、亡阳都是对疾病预后转归的概括语……不把握这一点,就会局限化阴阳或泛化阴阳。局限化阴阳必会顾此失彼,漏洞百出,泛化阴阳则会云山雾罩,难逃迷魂阵。

其实,对于任何疾病,即便是没能恰当命名的疾病,只要断准了发病部位、病因病机、病理、预后转归,便可立法、遣方、用药——用化学药或用天然药。考较先贤之论及遣方用药,细究今人之治疗手段,凡是取得满意疗效者,无论其是否有这样的理念或认识,其必是自觉或不自觉地符合了这个道理——中医西医、古医今医、巫医真医、内科医外科医、医或非医,概不逾此。

第七节　治疗方面的中西医差异与统一

中医的内科治疗主要依靠天然药,现今其比较优势之处在于治疗病位弥散及病理状态混杂的疾患。

西医的内科治疗主要依靠化学药,其先进而高效之处是危急重症抢救、手术、抗生物药的应用、抗微生物药的应用及先进的给药途径如输液、注射、介入疗法的应用。

中医一统阴阳大而难精,故分科简单,一名成手的中医是什么病都要懂,无非是内外妇儿五官略做分派,中药或中医的其他手段大都是广泛地作用于人体却很难精致准确地作用到某个部位,内外妇儿五官疾病的药物治疗都没有特殊的突破,除很少的情形如痔漏治疗外,中医缺乏对疾病定点清除的手段;西医分门别类细而难全,故分科较细。细科的大夫只管局部,牙科只管牙、眼科只管眼,经常有咳嗽、憋气、吐黄痰、心悸、气短、高血压的人要去完呼吸科再去心血管科的情况出现。

中西医统一的"四提八纲诊疗法",是依据四提八纲(将病位审查结果、疾病成因审查结果、病理审查结果、预后转归审查结果有机合成一体)来确定治法及遣方用药的一种治疗方法。

第八节　护理方面的中西医差异与统一

现代护理学成就已经明显超越了古中医的护理成就。但是,中医非常重视"精",这是值得一提的。

中医非常重视"精",而在性开放冲击的今天,其重要性就显得更为突出。

按物质理化组合理论,人的每次性活动无非是耗费几毫升精液和分泌物,而精液和分泌物成分不过是蛋白质、水、无机盐……所以对身体伤害有限。

中医认为,精为先天元气与后天精气的结合,为生命之精华,不可克伐。精充才能气足,精充气足才能神旺,精充气足神旺的人才健康。房劳过度必伤精,精伤则伤气伤神,小则致病,大则殒命!

谁的道理对?

中医!

为什么?

第一,没有谁可以用蛋白质、水、无机盐……合成可以繁衍后代的精液和卵子!第二,古今中外纵欲者皆早亡,其中生病衰竭者占大多数。第三,临床实践中,有许多疾病如功能性子宫出血、肾病……会因性生活过度而加剧。

所以,中医关于保精毓神的护理观念应该得到高度重视。

第九节　预防方面的中西医差异与统一

中国的预防医学发展到今天,是以中医为基础的国度吸收先进思想扬弃落后意识的结果。

全民爱国卫生运动不是纯西方的东西。

健身的武术气功有利于防病治病。

无菌技术、疫苗是西医的研究成果,其功至伟,其勋不灭。

中医整不出无菌技术和疫苗,在于她的自大视细者不精;西医理解不好气功武术,在于她的自细视大者不全。

治未病是中医的先进思想。

综合与分析,彼此往复结合,会更加有利于预防医学的发展。

第二章 中医与西医的
贯通契合点——四提八纲

四诊—八纲—辨证,是中医的诊断链条。由于其理论与实际在某些问题上脱节及其对某些问题的自圆其说,导致现代科技诸如影像、化验、腔镜等等手段基本上被这个体系所排斥,使得今天的中医封闭、僵化,在客观上处于窘迫状态。提取古中医之精华,更新其理论,提高其诊断准确性,晓畅其临床实用性,古为今用,促其现代化,已是当今中医迫在眉睫之任务。具体化与抽象化、宏观化与微观化、整体化与部分化必须密切结合,必须循环往复,必须互相通达贯成一体,才符合客观实际,才有意义。

第一节 四提八纲的概念

八纲是传统中医的辨证思路,即表、里,虚、实,寒、热,阴、阳。把八纲归结为诊断疾病的八个分类结果而用之,有失妥当。

古人创建的八纲,本质是对于病症进行思想分析的方法,不是病症客观实在结果。第一,表、里,虚、实,寒、热,阴、阳是对于一个疾病进行分析的四个方面八个思维方向的认识方法,是对于一个疾病的四个不同方面、四个不同内容、四个不同目的的追寻和研究。对立统一规律告诉我们,只有一分为二同时又合二而一,才是正确的和符合客观事物本来面目的认识。所以一分为八以分言总,却不能将八合一,就是割裂事物本来面目,就是片面。第二,统一体中的本来的、互根的对立面,一定不能脱离对方独立存在。"阴在阳之内,不在阳之对",只要统一体还是原样的统一体,病态的正邪统一也好,健康的形神统一也好,都不可以从理论上分而不合。

理论是这样,实际也是这样:第一,从来就没有现实的、真正严格意义上的、单一的、纯粹的表证、里证、虚证、实证、寒症、热证、阴证、阳证。

第二,任何一个治疗都不是单一的,不是针对一个方面的治疗。不管你理论上怎样解释,客观药物作用和其他治疗方法,都一定是针对四个方面的综合作用。

因此,表、里,寒、热,虚、实,阴、阳八纲,是一分为二又合二而一的四个方面的统一体,是用于疾病理论分析的方法,是相对的思想性概念。八纲本来就没有客观的、现实的划分,抽象性、思辨性、过程性是八纲的内涵。

那么,疾病分析的客观结果是什么? 疾病分析的客观结果是对疾病四个方面的统一而具体的评价。对疾病分析这个过程,我以"四提"命名之——"网"要纲束才有统,纲要"提"起方得"鱼"。

"病位"指病变的系统、器官、组织、细胞……它是中医八纲之"表里"思辨的旨归;

"病因"指致病因素;

"病机"则是致病因素与机体相互作用产生疾病的过程和情形;

"病因病机"即是"病变成因",它是中医八纲之"虚实"思辨的旨归;

"病理变化"是指病因病机形成的产物或结果,它是中医八纲之"寒热"思辨的旨归;

"预后转归"指疾病的预定发展方向和结局,它是中医八纲之"阴阳"思辨的旨归;

"提",提挈审查,推理判断,分析综合;

"四",疾病发生发展变化及影响的部位、病因病机(病变成因)、病理(病性)、预后转归。

四提八纲,即对患者的一切表现诸如年龄、性别、民族、职业、婚姻、家族、嗜好、体质、素质、症状、体征、辅助检查结果等等进行分析、综合、演绎、归纳,推断出疾病的病变部位、病变成因、病理、预后转归。

四提八纲把病变部位、病变成因、病理、预后转归的结果四者综合为一体,用来指导立法、遣方、用药。

四提八纲是动态的、双向的、反复的,甚或是弃而复始的,总是以求得人体疾病之客观事实为根本目的。

提挈八纲互为对立的两纲而求得四个结果即"四提八纲诊断",就完成了中医西医在疾病诊断方面的统一。

第二节　四提八纲的具体内容

一提表里定病位,就是对临床表现(症状、体征、实验室所见、影像学所见、腔镜所见……)进行表里的思辨,得出解剖学、生理学意义上的病变部位结果。临床表现是材料,表里思辨是思路、方向、方法,病变部位是具体结果。表,表浅;里,内里、深在。表里是个相对概念,是个分析思路,分析得到的结果尽量用具体病位来表述。

病位是客观的、具体的形态结构机能活动的异常所在。务必要求得疾病发生于神经系、内分泌系、运动系、感觉系、免疫系、血液系、呼吸系、循环系、消化系、泌尿系、生殖系、气血、经络、三焦、卫气营血、六经的相对的具体位置,越准越精越好。

二提虚实定病因病机,就是对临床表现(症状、体征、实验室所见、影像学所见、腔镜所见……)进行虚实的思辨,务必求得病因病机学意义上的病因病机结果。临床表现是材料,虚实思辨是思路、方向、方法,病因病机是具体结果。精气夺则虚,邪气盛则实。虚实是个相对概念,是个分析思路,分析得到的结果用具体病因病机来表述。

务必要求得气、血、阴、阳诸虚损实情,求得六淫——物理的,化学的,生物的(细菌、立克次氏体、螺旋体、病毒、衣原体、支原体、艾滋病毒、性病)及疫疠(甲、乙、丙类传染病原体)诸因素的实情,求得饮食异常、劳累过度、寄生虫侵袭、野兽家兽伤害、跌扑、中毒、刃伤、触电、溺水、停痰、留饮、血淤、出血、赘骨、七情影响的具体结果。

三提寒热定病理,就是对临床表现(症状、体征、实验室所见、影像学所见、腔镜所见……)进行寒热的思辨,得出病理学意义上的病理结果。临床表现是材料,寒热思辨是思路、方向、方法,病理变化是具体结果。寒是热能代谢衰减,热是热能代谢增强,这只是寒热的片面内容。中国文化常常有举一代全的借代法,以局部代表整体的语言表述是其惯用的表述方法。疾病引起的所有状态,"阴盛则寒,阳盛则热",都要用寒热来称呼。寒热是阴阳失调的状态,说到阴阳就无所不包了,岂止是一个热能代谢的问题? 因此,把寒热理解为(等同于)所有的病理状态才恰当。寒热是个相对概念,是个分析思路,分析得到的结果用具体病理来表述。务必要求得代谢、遗传、营养、免疫过敏、变态反应、结缔组织病、衰老、亢进、减退、发热、炎症、穿孔、梗死、梗阻、息肉、肿瘤、外伤、破裂、血液异常、栓塞、淤血、痰饮、赘塞、出血、肿胀、水肿、缺氧、硬化、萎缩、囊肿、变性、脱髓鞘、高血压、高血脂、高黏血、高血糖、肥胖……的具体结果。

四提阴阳定预后转归，就是对临床表现（症状、体征、实验室所见、影像学所见、腔镜所见……）进行阴阳的思辨，求得临床意义上的预后转归的结果。临床表现是材料，阴阳思辨是思路、方向、方法，预后和转归是具体结果。

疾病基本分两大类，一是器质性，二是功能性。其中功能性疾病中属于意识思维异常的部分为精神病。对于功能性、器质性首要分辨，轻病、重病胸中明了，易治、难治心中有数，结局演变大略掌握，就是"善诊者，察色按脉先别阴阳"。

阴阳是相对的概念，是分析思路。对疾病用阴阳分析得到的结果，用预后转归来表述。务必求得偏阴（不是无阳）、偏阳（不是无阴）、亡阴（不是阳全）、亡阳（不是阴健）、气色、脉象（心脏监护、血压监测）、舌象、精（体液监测）、气（呼吸监测）、神态、意识状况（脑、脊髓监测）的具体结果。

第三节　四提八纲的意义

一切的理论都是为实践服务的，四提八纲的意义在于：第一，"四提八纲"确定了，治疗措施就明确了，而不在乎病名、证名、症名，这就抓住了中医与西医的交集，就免去了名称所指上的中西差异。一个成功的治疗手段，必是针对"四提"的综合——归经（靶向）指向病位，攻补指向病因病机，清消下和温汗指向病理，制约治未病指向预后转归。依此原则制方遣药，将天然药各以其性而用于病、证、症，相得益彰，扬长避短，效果明显。

第二，为中医的辨证理论与西医的诊断理论有机融合，使相对宏观的中医具体化，使相对微观的西医整体化，芟夷了中西医在一些无关大局方面的纷争，找到一条经得起实践检验的可行之路。

第三，明确寒热是病理变化（阶段性或/及总体性）结果的表述，或可使中医参考书、教科书详于讲病因病机，略于讲病理状态填补一项空缺。

第四节　四提八纲用药组方原则

依"四提八纲诊疗法"而遣方的原则是：

第一，本着"伏其所主，必先其所因"及"治病必求其本"的原则，根据病因病机设定主药骨干药；对于生物因素致病，尤其结核菌为患，一定不要忘记针对性选用化学药；

第二，本着"逆者正治，从者反治"的原则，根据病理变化设定辅助药；对于痰饮淤血赘骨，要高度针对选用药味；

第三，本着"见肝之病，当先实脾"和"先安未受邪之地"的原则，根据预后转归设定佐药；

第四，本着"引经报使，分经用药"的原则，根据病变部位设定使药。

这样组成的处方就能够：对因根本治疗（补泻）、对性消除病理变化（正治从治）、对位选择靶效应（归经）、对症暂解痛苦、预置防范传变、制约安全用药，这样的组方用药就成为很有效的治病工具。

一种药物就具备达病位、除成因、消病理、益久长而四用者，即是单行，如独参汤之于血脱气亡时，吉非罗奇用于高脂血时；有多种药物方可具备达病位、除成因、消病理、益久长而四用者，即是复方，如仙方活命饮之于痈毒尚盛未溃时，青霉素双黄连用于细菌性肺炎时。

此为遣方用药之通式，具体临证还要遵守标本缓急的原则，按照心中有底、易行有效的思路，进行变化调整，临机制变。

具体用药无论化学药（西药）还是天然药（中药），一定要不超量、不犯禁忌。尤其是使用化学药物，因其有效治疗量与中毒量的研究已很精确，配伍禁忌繁多，给药途径又很复杂，就更要万分注意安全性、有效性、规定性。绝对禁止不细心无理性的胆大行为。

关于选什么药物，基本可以参照第三章"四提八纲原则下的天然药的组合应用"。

至于用量，则据药典规定及患者遗传、素质、体质、年龄、性别、病证轻重等而确定。

在用药量超出药典规定的时候，一定要分次频服，同时要备有超量中毒的可靠解救措施。必备通用解毒剂药用炭、盐水和葡萄糖等液体、利尿药、阿托品、毛花苷 C、间羟胺、副肾素、地塞米松、毒物拮抗药、洗胃措施以及知道救护车电话。

必须高度注意过敏事件的发生及解救措施。必备肾上腺素、地塞米松、异丙嗪、间羟胺、氯化钙、盐水和葡萄糖等液体并记住救护车电话。

再则,不要犯法,不可违犯国家用药品种禁令,一旦有此现象即自行废止使用或用其他药物代替或阙如之。

临床中一般要坚持"效不更方"的原则。在有效的前提下对主方做出一些对症的更改是合理的,这叫"有是证用是药"。及早稳健的撤换一些对心肝脑肾有损害的药是必需的,这叫"中病即止"。要有足够的疗程,急性病的天然药应用一个疗程不少于 1 周,化学药应用一个疗程不少于 3 天;亚急性病天然药应用一个疗程不少于 2 周,化学药应用一个疗程不少于 7 天;慢性病急性病的天然药应用一个疗程不少于 4 周,化学药应用一个疗程不少于 15 天;慢性风湿痹症的疗程至少在 1 个月以上。

第三章　四提八纲原则下的
天然药的组合应用

特别提醒

1. 本章所涉及每一天然药骨干方都是 1 日 1 剂,用量在近期药典规定之内。除有特殊交代外都是分 2 次饭后口服,按剂型不同可以水煎服或冲服。每方有 XX/YY/ZZ 是指选其中一味。

2. 化学药应用剂量、途径、配伍、注意事项等,必须符合西医学规定。禁止没有熟练掌握化学药的禁忌证、用药规律和配伍规则的处方用药行为。

第一节　影响代谢的组方及加减用药法

1. 维生素缺乏方骨干:浮小麦、芡实、神曲、谷芽、川芎、续断。用于口角炎、舌炎、口腔溃疡、眼干燥症,可加用 B 族维生素制剂、维生素 C 及维生素 A、D。

2. 虚弱方骨干:牛膝、人参、黄芪、刺五加、绞股蓝、红景天、黄精、鹿茸、肉苁蓉、核桃、银耳。用于各种营养不良、贫血、衰弱、能量代谢不足、生命物质和功能不足,可加用蛋白质粉,维生素 C、B、A、D、E,葡萄糖粉。

传统中医的这一类组方有很多,治疗各有侧重,如:

小建中汤,治疗各种营养不良、贫血、衰弱……

四君子汤,治疗能量代谢不足……

异功散,治疗能量代谢不足胃胀……

六君子汤,治疗能量代谢不足胃胀痞塞……

香砂六君子汤,治疗能量代谢不足,胃胀痞塞,食欲缺乏……

参苓白术散,治疗能量代谢不足气虚,泻泄……

补中益气汤,治疗能量代谢不足虚弱,眩晕、脱垂、低血压……

升脉饮,治疗能量代谢不足津液不足,能量不足……

人参蛤蚧散,治疗能量代谢不足久咳、肺虚、外感……

琼玉膏,治疗能量代谢不足恶病质、营养不良……

3. 健忘方骨干:柏子仁、石菖蒲、人参/党参、刺五加、绞股蓝、红景天、鹿茸、肉苁蓉、核桃仁。用于记忆力减退、对刺激的反应能力减退,可加用吡拉西坦。

4. 衰老方骨干:人参、黄芪、肉苁蓉、熟地、何首乌、玉竹、枸杞、紫河车、菟丝子、杜仲、核桃、三七。用于早老证、老年虚弱、生殖力早衰、生命力早衰。

1)加减:依据兼证取舍,上方有者可加量,上方无者可加味。

2)虚衰,痰水证——体液在某处循行不畅:漏芦、车前子。

3)虚衰,气道痰证——呼吸道分泌物增多:苏子、白果。

4)虚衰,阳亢证——神经体液调节失调血压增高、组织兴奋性的兴奋方面过强:珍珠、灵芝、罗布麻。

5)虚衰,卫气阳虚证——免疫能力不足/代谢缓慢:党参/太子参、黄芪、山药、补骨脂、海马、肉苁蓉、冬虫夏草、紫河车、蛤蚧、菟丝子、杜仲、核桃。

6)虚衰,阴血虚证——生命物质及生殖物质不足、组织兴奋性的抑制方面不足:熟地、何首乌、玉竹、枸杞、女贞子、禹余粮。

5. 辐射方骨干:珍珠、灵芝、天麻、当归、阿胶、南沙参、枸杞、党参。用于受到各种射线环境明显损伤的病情。

加减:依据兼证取舍,上方有者可加量,上方无者可加味。

1)辐射证,有邪——机体有微生物侵害或有了异常质/异常量的物质:生地、蚕沙、穿山龙、五加皮、苎麻根。

2)辐射证,正虚——机体应有的正常质/正常量的物质不足:刺五加、银耳、鳖甲。

6. 抗氧化方骨干:荆芥、防风、漏芦、鹿茸、何首乌、党参、绞股蓝。用于机体被氧化伤损的病情。

加减:依据兼证取舍,上方有者可加量,上方无者可加味。

1)氧化,有邪——机体有微生物侵害或有了异常质/异常量的物质:生姜、陈皮、荔枝核、薤白、山楂、地榆。

2)氧化,正虚——机体应有的正常质/正常量的物质不足:人参/党参、绞股蓝、大枣、巴戟天、蛤蚧、续断、核桃、当归、黄精、枸杞。

7. 乏氧及疲劳方骨干：五加皮、西洋参、绞股蓝、鹿茸、巴戟、枸杞。用于能量不足、生命力减退。

加减：依据兼证取舍，上方有者可加量，上方无者可加味。

1）乏氧，邪犯——机体有微生物侵害或有了异常质/异常量的物质：藁本、高良姜、荜拨、土鳖虫、刘寄奴。

2）乏氧，阳亢——神经体液调节失调、血压增高、组织兴奋性的兴奋方面过强：穿山甲、石决明、珍珠母、天麻、苏合香。

3）乏氧，气虚——免疫能力不足/代谢缓慢：西洋参/太子参、刺五加、绞股蓝。

4）乏氧，阳虚——产热弱于散热、生长动力不足、性兴奋机能减退、生殖功能不足、生命能力不足：淫羊藿、仙茅。

5）乏氧，血虚——贫血、器官缺血、血质异常不能完成应有机能：当归、白芍。

6）乏氧，阴虚——产热强于散热、生长营养不足、性抑制机能减退、生殖物质不足、生命物质不足、酯类异化代谢强于同化代谢：麦冬、百合、枸杞、墨旱莲、女贞子。

8. 应激、高温、低温、缺氧方骨干：五加皮、绞股蓝、红景天、当归、何首乌、阿胶、黄精、鳖甲、杜仲、西洋参、黄芪。用于突发恶性刺激的缺氧、代谢异常。

加减：依据兼证取舍，上方有者可加量，上方无者可加味。

1）有邪——机体有微生物侵害或有了异常质/异常量的物质：苍术、干姜、丁香。

2）气虚——免疫能力不足/代谢缓慢：三七、西洋参、黄芪、刺五加。

3）阳虚——产热弱于散热、生长动力不足、性兴奋机能减退、生殖功能不足、生命能力不足：鹿茸、仙茅、五灵脂、肉苁蓉、菟丝子。

4）阴血虚——生命物质及生殖物质不足、组织兴奋性的抑制方面不足：当归、何首乌、阿胶、黄精、鳖甲、杜仲。

9. 高血脂方骨干：泽泻、茵陈、虎杖、姜黄、没药、丹参、荔枝核、薤白、土鳖虫/水蛭、半夏、瓜蒌。用于血胆固醇、血甘油三酯增高。

加减：依据兼证取舍，上方有者可加量，上方无者可加味。

1）血脂高，火盛——代谢亢进/发热充血为主的炎症：熊胆、决明子、黄芩、金银花、漏芦、水牛角、地骨皮、银柴胡。

2）血脂高，便秘——大黄、火麻仁、松子仁。

3）血脂高，痹证——风湿免疫病：穿山龙、桑寄生。

4）血脂高，水湿——渗出为主的炎症/体液循行不畅：泽泻、茵陈、虎杖。

5）血脂高，火少——产热相对于散热不足/代谢缓慢：干姜、荜拨、陈皮。

6）血脂高，气郁气滞——微细物质循行不畅或情绪感情不能畅快表达：荔枝核、薤白。

7）血脂高，食积——胃动力不足/食物未被消化：山楂、麦芽、莱菔子。

8）血脂高，血黏——血小板功能亢进/凝血强于纤溶/血流不畅：小蓟、蒲黄、姜黄、没药、丹参、骨碎补、水蛭。

9）血脂高，气道痰证——呼吸道分泌物增多：半夏、白附子（毒）、桔梗、瓜蒌、海藻、昆布。

10）血脂高，烦躁——各种因素导致中枢神经缺氧、缺血抑制安静不足：酸枣仁、灵芝、牡蛎、罗布麻、石菖蒲。

11）血脂高，气虚——免疫机能不足/代谢缓慢：人参、绞股蓝、甘草、大枣。

12）血脂高，阳虚——产热弱于散热、生长动力不足、性兴奋机能减退、生殖功能不足、生命能力不足：淫羊藿、冬虫夏草、沙苑子、杜仲。

13）血脂高，血虚——贫血、器官缺血、血质异常不能完成应有机能：当归、何首乌。

14）血脂高，阴虚——产热强于散热、生长营养不足、性抑制机能减退、生殖物质不足、生命物质不足：玉竹、黄精、枸杞、银耳、女贞子、黑芝麻、桑螵蛸、大蒜。

10. 痤疮方骨干：百合、水牛角、香附、川贝母、皂刺、续断、川芎、三仙、浮小麦、白芍、白芷、连翘、大黄、虎杖、泽泻、水蛭。用于痤疮，随症状变化加减。

第二节　抗炎症的组方及加减用药法

炎症方骨干：黄芩、黄连、金银花、连翘、丹参、桃仁、蚤休、徐长卿、甘草、白芍、泽泻。用于各种变质、渗出、增生性病症。

治疗炎症合并应用化学药要注意：

对因选用抗生素，必须分清病原选用具有抗细菌、抗布病、抗结核、抗衣原体、抗支原体、抗病毒、抗立克次氏体、抗螺旋体、抗真菌、抗原虫、抗寄生虫作用的不同药物（西医药在这方面具有中医药比不了的优势）；

对症选用退热止痛药：对乙酰氨基酚、赖氨酸阿司匹林、尼美舒利、复方氨林巴比妥；

严重者加用肾上腺皮质激素（一定要谨慎使用，防止不良反应引发的伤害）；

支持治疗：注意补充水、电解质、蛋白质、脂类、维生素；

时时注意保持呼吸道通畅，注意保护心、脑、肾、肝功能。

炎症方骨干加减：依据兼证取舍，上方有者可加量，上方无者可加味。

1）炎症，表证——微生物致病或风湿免疫病早期及局部未扩散状态：

（1）炎症，寒——卡他性：麻黄、生姜、荆芥、防风、羌活、藁本、白芷、细辛、辛夷。

（2）炎症，热——化脓性：薄荷、栀子、夏枯草、密蒙花、牛蒡子、菊花、柴胡、升麻、木贼。

2）炎症，气分——微生物致病或风湿免疫病非早期及非局部高热等临床症状明显状态：知母、熊胆、龙胆草、苦参、白癣皮、大青叶、蚤休、鱼腥草、穿心莲、秦皮。

3）炎症，血分——微生物致病或风湿免疫病影响血液的状态：生地、牡丹皮、紫草、水牛角。

4）炎症，微生物致病或风湿免疫病便秘：芒硝、郁李仁。

5）炎症，风湿痹——微生物致病或风湿免疫病以骨、关节、肌肉、血管、肌腱、筋膜、腱膜等等病变为主：独活、防己（毒）/川乌（毒）/雷公藤

（毒）、徐长卿、两面针、秦艽、木瓜、乌梢蛇、丝瓜络/桑枝/路路通、五加皮/千年健/鹿衔草。

6）炎症，水湿——水肿、尿路感染、积液积水、渗出为主的炎症：草果、泽泻、车前子、地肤子、茵陈、金钱草。

7）炎症，寒凝——产能不足/热能输布不足：附子、干姜、丁香、山奈。

8）炎症，气滞——微细物质循行不畅或情绪感情不能畅快表达：香附、乌药、川楝子。

9）炎症，出血：大蓟、小蓟、地榆、白茅根、三七、蒲黄、五灵脂。

10）炎症，淤血——血流循环不畅/血栓/梗死/丧失正常功能之血液：乳香、丹参、桃仁、牛膝、水蛭/穿山甲。

11）炎症，痰喘——影响呼吸系为主：半夏、白前、前胡、桔梗、浙贝母、天竺黄、枇杷叶。

12）炎症，脑心——影响中枢神经系为主：磁石、石决明、牡蛎、牛黄、蜈蚣、麝香、冰片。

13）炎症，气虚——产能不足/代谢缓慢：人参、黄芪、红景天、甘草。

14）炎症，阳虚——产热不足/激动力不足：鹿茸、淫羊藿、仙茅、冬虫夏草、蛤蚧、沙苑子、续断。

15）炎症，血虚——贫血/器官缺血：当归、白芍。

16）炎症，阴虚——产热强于散热、生长营养不足、性抑制减退、生殖物质不足、生命物质不足、酯类异化代谢强于同化代谢：银耳、女贞子。

17）炎症，外用：白矾、蜂房、苦楝皮（毒）。

传统中医的这一类组方有很多，治疗各有侧重，如：

九味羌活汤，用于感冒……

加味香苏散，用于感冒，消化不良……

小青龙汤，用于肺心病外感……

厚朴麻黄汤/射干麻黄，用于咽炎……

麦门冬汤，用于阴虚，慢性咽炎……

败毒散，用于胃肠感冒……

再造散，用于甲减外感……

桑菊饮，用于外感咳嗽……

银翘散，用于外感头身咽痛……

麻杏石甘汤，用于肺炎发热……

杏苏散,用于秋季感冒……

桑杏汤,用于秋凉感冒……

清燥救肺汤,用于秋凉肺炎……

普济消毒饮,用于腮腺炎……

清瘟败毒饮,用于毒血、败血……

导赤散,用于舌炎……

龙胆泻肝汤,用于胆、胰、阴道、尿道炎症/产热增强……

清胃散,用于牙周病……

玉女煎,用于骨质酥松、牙周病……

芍药汤,用于痢疾……

白头翁汤,用于痢疾……

清营汤,用于乙脑、流脑、出血热、鼠疫……

犀角地黄汤,用于脑炎脑膜炎阶段……

青蒿鳖甲汤,用于感染后期……

当归六黄汤,用于结核、更年期症状,外感……

第三节　影响出汗、体温的组方及加减用药法

1. 止汗方骨干:浮小麦、龙骨、牡蛎、水蛭、丹参、三七。用于各种汗液排泄过多。

1)多汗,有邪毒盛——毒血症——机体有微生物侵害或有了异常质/异常量的物质:黄连、黄柏、金银花、连翘、大青叶、水牛角。

2)多汗,血分——微生物致病或风湿免疫病影响血液的状态:牡丹皮、赤芍、白薇、地骨皮、银柴胡。

3)多汗,风湿痹证——微生物致病或风湿免疫病以骨、关节、肌肉、血管、肌腱、筋膜、腱膜等等病变为主:徐长卿、秦艽、草果、薏苡仁、穿山龙、羌活。

4)多汗,寒凝——产能不足/热能输布不足寒凝:肉桂、香附、小茴香、附子。

5)多汗,烦躁——各种因素导致中枢神经缺氧、缺血抑制安静不足:丹参、琥珀、珍珠、酸枣仁、夜交藤。

6)多汗,阳亢——神经体液调节失调,血压增高、组织兴奋性的兴奋

方面过强：全蝎、天麻、钩藤、石决明。

7）多汗，正虚——机体应有的正常质/正常量的物质不足：甘草、白芍、北沙参、石斛、绞股蓝、红景天。

传统中医的这一类组方有很多，治疗各有侧重，如：

玉屏风散，治疗防御力不足，多汗……

牡蛎散，治疗虚弱，多汗……

2. 发汗方骨干：麻黄、紫苏、羌活、葱白、薄荷、豆豉。用于汗液排泄不畅。

3. 发热方骨干：防风、芦根、薄荷、桂枝、石膏、甘草。用于体温增高。

治疗发热合并应用化学药要注意：

对因选用抗生素——必须分清病原选用具有抗细菌、抗布病、抗结核、抗衣原体、抗支原体、抗病毒、抗立克次氏体、抗螺旋体、抗真菌、抗原虫、抗寄生虫作用的不同药物；

对症选用退热止痛药：对乙酰氨基酚、赖氨酸阿司匹林、尼美舒利、复方氨林巴比妥；

物理降温，抽搐用安定；

严重者加用肾上腺皮质激素（一定要谨慎使用，防止不良反应的伤害）；

支持治疗：注意补充水、电解质、蛋白质、脂类、维生素；

时时注意保持呼吸道通畅，注意保护心、脑、肾、肝功能。

发热方骨干加减：依据兼证取舍，上方有者可加量，上方无者可加味。

1）发热，太阳表证——微生物致病或风湿免疫病早期及局部未扩散状态：麻黄、紫苏、荆芥、羌活、藁本、白芷、细辛、葱白、浮萍。

2）发热，卫分——传染性、流行性微生物致病或风湿免疫病早期及局部未扩散状态：薄荷、牛蒡子、蝉蜕、菊花、蔓荆子、葛根。

3）发热，少阳——微生物致病或风湿免疫病涉及胆红素代谢及胆囊的状态：柴胡、升麻。

4）发热，气分/阳明——微生物致病或风湿免疫病涉及神经精神、多种物质代谢、消化排泄及胃肠的状态：石膏、知母、芦根、淡竹叶、栀子。

5）发热，毒盛——毒血症：黄连、黄柏、白癣皮、金银花、连翘、大青叶、穿心莲、射干。

6）发热，血分——微生物致病或风湿免疫病影响血液的状态：牡丹皮、赤芍、地骨皮、银柴胡。

传统中医的这一类组方有很多，治疗各有侧重，如：

秦艽鳖甲汤，结核……

青蒿鳖甲散，感染后期……

清骨散，结核、更年期综合征……

当归六黄汤，结核、更年，外感……

7）发热，痹证——微生物致病或风湿免疫病以骨、关节、肌肉、血管、肌腱、筋膜、腱膜等等病变为主：防己/川乌（毒）、徐长卿、秦艽、草果、薏苡仁。

8）发热，寒凝——产能不足/热能输布不足：肉桂、香附。

9）发热，烦躁——各种因素导致中枢神经缺氧、缺血抑制安静不足：丹参、琥珀、珍珠、酸枣仁。

10）发热，心包——影响心脑：石决明、羚羊角、牛黄、地龙。

11）发热，正虚——免疫能力不足：甘草、仙茅、白芍、北沙参、石斛。

12）发热，疟疾：常山、罗汉果。

传统中医的这一类组方有很多，治疗各有侧重，如：

葱豉桔梗汤，治疗外感咳嗽发热……

升麻葛根汤，治疗麻疹发热……

竹叶柳蒡汤，治疗麻疹肺炎，发热……

柴葛解肌汤，治疗鼻咽外感发热……

白虎汤，治疗发热……

葱白七味饮，治疗血虚外感……

加减葳蕤汤，治疗阴虚外感……

竹叶石膏汤，治疗外感后期……

小柴胡汤，治疗少阳外感……

蒿芩清胆汤，治疗胆胃不和发热……

第四节　治疗痛症的组方及加减用药法

1. 疼痛方骨干，太阳表证——微生物致病或风湿免疫病早期及局部未扩散状态：桂枝、生姜、荆芥、防风、藁本、细辛、白芷、辛夷、羌活、黄芩、川芎、甘草。

2. 疼痛方骨干，卫分——传染性、流行性微生物致病或风湿免疫病早期及局部未扩散状态：薄荷、牛蒡子、蝉蜕、菊花、蔓荆子、栀子、夏枯草、密蒙花、升麻、木贼。

3. 疼痛方骨干：羌活、藁本、全蝎、元胡、甘草、酸枣仁、磁石、当归、珍珠、灵芝、羚羊角、天麻、蜈蚣、三七。用于除外太阳、卫分状态的疼痛症。

治疗疼痛合并应用化学药要注意：

对因选用抗生素，必须分清病原选用具有抗细菌、抗布病、抗结核、抗衣原体、抗支原体、抗病毒、抗立克次氏体、抗螺旋体、抗真菌、抗原虫、抗寄生虫作用的不同药物；

对因选用抗风湿免疫痹症药——要分清不同的风湿痹症分别选用强的松抗免疫、金制剂抗免疫、氨甲蝶呤/硫唑嘌呤/环孢素 A/环磷酰胺抗免疫、来氟米特/酶酚酸酯抗损害、免疫球蛋白调节免疫、秋水仙碱/丙磺舒/苯溴马隆抗痛风。

对症选用止痛药：对乙酰氨基酚、赖氨酸阿司匹林、尼美舒利、复方氨林巴比妥/美洛昔康/尼美舒利。

严重者加用肾上腺皮质激素（一定要谨慎使用，防止不良反应引发的伤害）；

支持治疗：注意补充水、电解质、蛋白质、脂类、维生素；

时时注意保持呼吸道通畅，注意保护心、脑、肾、肝功能。

疼痛方骨干加减：依据兼证取舍，上方有者可加量，上方无者可加味。

1）疼痛，少阳——微生物致病或风湿免疫病涉及胆红素代谢和胆囊的状态：柴胡、升麻。

2）疼痛，气分/阳明——微生物致病或风湿免疫病涉及神经精神、多种物质代谢、消化排泄及胃肠的状态：

（1）阳明发热：石膏、知母、芦根、淡竹叶、鸭跖草、栀子。

（2）阳明咳嗽、黄痰：射干、四季青、鱼腥草、穿心莲、半边莲、白花蛇舌草、秦皮。

（3）阳明毒盛：金银花、连翘、大青叶、蚤休、熊胆、黄芩、黄连、龙胆草、苦参、白藓皮、黄柏。

3）疼痛，风湿痹证——微生物致病或风湿免疫病以骨、关节、肌肉、血管、肌腱、筋膜、腱膜等等病变为主：徐长卿、威灵仙、秦艽、独活、蕲蛇、乌梢蛇、丝瓜络、五加皮、千年健。

4）疼痛，毒盛——毒血症：蚤休、土茯苓、白头翁、秦皮、射干。

5）疼痛，虚热——微生物致病恢复期或风湿免疫病影响血液的发热状态：牡丹皮、赤芍。

6）疼痛，便秘：郁李仁。

7）疼痛，水湿——水肿、尿路感染、积液积水、渗出为主的炎症：草果、薏苡仁。

8）疼痛，胆、尿路：茵陈、金钱草。

9）疼痛，寒凝——产能不足/热能输布不足：附子、肉桂、干姜、吴茱萸、丁香、小茴香、高良姜、荜澄茄。

10）疼痛，气滞——微细物质循行不畅或情绪感情不能畅快表达：枳实、木香、香附、乌药、佛手。

11）疼痛，淤血——血流循行不畅/血栓/梗死/丧失正常功能之血液：白茅根、三七、蒲黄、降香、元胡、郁金、乳香。

12）疼痛，痰证——呼吸道分泌物增多/体液浓缩成为黏稠物滞留于机体内某些部位如脑、脊髓、皮肤、肌肉等成为囊肿、水疱、硬化等等：天南星、白附子（毒）、桔梗、浙贝母、天竺黄、桑皮。

13）疼痛，脑/神经病变：冰片、磁石、珍珠、酸枣仁、灵芝、羚羊角、天麻、全蝎、蜈蚣。

14）疼痛，气阳虚证——免疫能力不足/代谢缓慢：黄芪、绞股蓝、仙茅、沙苑子、杜仲。

15）疼痛，血阴虚——生命物质及生殖物质不足、组织兴奋性的抑制方面不足：当归、北沙参、石斛、墨旱莲。

16）疼痛，其他：罂粟壳（毒）、樟脑（毒）。

第五节 抗菌，炎，邪，热，痛的综合组方骨干

（三焦卫气营血六经证候组方骨干）

治疗菌、炎、热、邪、痛合并应用化学药要注意：

对因选用抗生素，必须分清病原选用具有抗细菌、抗布病、抗结核、

抗衣原体、抗支原体、抗病毒、抗立克次氏体、抗螺旋体、抗真菌、抗原虫、抗寄生虫作用的不同药物；

对症选用止痛退热药：对乙酰氨基酚、赖氨酸阿司匹林、尼美舒利、复方氨林巴比妥、美洛昔康。

严重者加用肾上腺皮质激素（一定要谨慎使用，防止不良反应的伤害）；

支持治疗：注意补充水、电解质、蛋白质、脂类、维生素；

时时注意保持呼吸道通畅，注意保护心、脑、肾、肝功能。

1. 抗菌，炎，邪，热，痛的综合组方骨干，用于太阳病——微生物致病或风湿免疫病早期及局部未扩散状态：桂枝、生姜、荆芥、防风、藁本、细辛、白芷、辛夷、羌活、黄芩、川芎、甘草。

2. 抗菌，炎，邪，热，痛的综合组方骨干，用于卫分病——传染性、流行性微生物致病或风湿免疫病早期及局部未扩散状态：薄荷、牛蒡子、蝉蜕、菊花、蔓荆子、栀子、夏枯草、密蒙花、升麻、木贼。

3. 抗菌，炎，邪，热，痛的综合组方骨干，用于少阳病——微生物致病或风湿免疫病涉及胆红素代谢和胆囊的状态：柴胡、升麻、葛根、生姜、人参、甘草、黄芩、大枣、半夏。

4. 抗菌，炎，邪，热，痛的综合组方骨干，用于气分/明阳病——微生物致病或风湿免疫病涉及神经精神、多种物质代谢、消化排泄及胃肠的状态：

1）阳明发热：石膏、知母、芦根、淡竹叶、鸭跖草、栀子。

2）阳明咳嗽、黄痰：射干、鱼腥草、穿心莲、半边莲、白花蛇舌草、秦皮。

3）阳明毒盛：金银花、连翘、大青叶、蚤休、熊胆、黄芩、黄连、龙胆草、苦参、白癣皮、黄柏。

4）阳明大便不通：芒硝、商陆（毒）、郁李仁、大黄。

5. 抗菌，炎，邪，热，痛的综合组方骨干，用于血分病——微生物致病或风湿免疫病影响血液的状态：生地、牡丹皮、紫草、水牛角、赤芍。

6. 抗菌，炎，邪，热，痛的综合组方骨干，虚热——用于微生物致病恢复期或风湿免疫病影响血液的发热状态：白薇、地骨皮、银柴胡、胡黄连。

7. 抗菌，炎，邪，热，痛的综合组方骨干，用于风湿痹证——微生物致病或风湿免疫病以骨、关节、肌肉、血管、肌腱、筋膜、腱膜等等病变为主：

　　1）寒凝疼痛：独活、防己（毒）/川乌（毒）、松节、蚕沙。

　　2）渗出肿胀：雷公藤（毒）、徐长卿、秦艽、木瓜、乌梢蛇/蕲蛇。

　　3）经络不畅：桑枝/路路通、穿山龙、威灵仙。

　　4）血压高：臭梧桐、豨莶草。

　　5）虚弱：五加皮、千年健、鹿衔草。

　　8. 抗菌，炎，邪，热，痛的综合组方骨干，用于水湿病——水肿、尿路感染、积液积水、渗出为主的炎症：

　　1）水肿积液积水、渗出为主的炎症：泽泻、车前子、地肤子、茵陈、薏苡仁、藿香、厚朴、草果。

　　2）尿路感染：萹蓄、石韦、萆薢、虎杖、金钱草、薏苡仁。

　　9. 抗菌，炎，邪，热，痛的综合组方骨干，用于寒凝——产能不足/热能输布不足：

　　1）全身性寒凝——产能不足/热能输布不足：附子、干姜、丁香、山奈、肉桂。

　　2）胃肠型寒凝——产能不足/热能输布不足：香附、吴茱萸、小茴香、高良姜、荜澄茄、九香虫、花椒。

　　10. 抗菌，炎，邪，热，痛的综合组方骨干，用于气滞——微细物质循行不畅或情绪感情不能畅快表达：

　　1）情绪感情不能畅快表达：乌药、川楝子、枳实、木香。

　　2）胃肠运动不足：佛手、荜拨、陈皮、檀香、山楂、莱菔子。

　　3）微细物质循行不畅：沉香、薤白、青皮、厚朴。

　　11. 抗菌，炎，邪，热，痛的综合组方骨干，用于出血：

　　1）尿路出血：大蓟、小蓟、地榆、白茅根。

　　2）子宫出血：三七、蒲黄、五灵脂。

　　3）一切出血：仙鹤草、紫珠、血余炭、艾叶、白芨、三七。

　　12. 抗菌，炎，邪，热，痛的综合组方骨干，用于淤血——血流循行不畅/血栓/梗死/丧失正常功能之血液：

　　1）脑部：丹参、桃仁、牛膝、水蛭、穿山甲。

　　2）出血：三七、蒲黄、降香。

　　3）疼痛：元胡、郁金、川芎、穿山甲。

4）外伤：三七、苏木、乳香。

5）淤血结块：三棱、莪术、鬼箭羽、穿山甲。

13. 抗菌,炎,邪,热,痛的综合组方骨干,用于痰证——呼吸道分泌物增多/体液浓缩成为黏稠物滞留于机体内某些部位如脑、脊髓、皮肤、肌肉等成为囊肿、水疱、硬化等等：

1）呼吸道分泌物增多咳嗽：半夏（小毒）、白前/前胡、浙贝母、枇杷叶、百部、葶苈子、白果（小毒）、川贝母、白屈菜、桑白皮。

2）咳嗽恶心：半夏（小毒）、浙贝母、川贝母、皂刺、旋覆花、竹茹。

3）咳嗽痰少：桔梗、远志、竹茹、旋覆花、浙贝母、川贝母。

4）体液浓缩成为黏稠物滞留于机体内某些部位如脑、脊髓、皮肤、肌肉等成为囊肿、水疱、硬化等等：半夏（小毒）、浙贝母、川贝母、天竺黄、天南星（毒）/白附子（毒）。

14. 抗菌,炎,邪,热,痛的综合组方骨干,用于脑、中枢病变：

1）抽搐：牛黄、羚羊角、磁石、石决明、牡蛎、全蝎、天麻。

2）嗜睡、浅昏迷、昏迷：麝香、冰片/苏合香。

3）失眠烦躁：丹参、琥珀、珍珠、酸枣仁、灵芝。

4）疼痛抽搐：羚羊角、全蝎、天麻、地龙、蜈蚣。

15. 抗菌,炎,邪,热,痛的综合组方骨干,用于气虚——免疫能力不足/代谢缓慢：人参、黄芪、红景天、甘草、绞股蓝、党参、刺五加。

16. 抗菌,炎,邪,热,痛的综合组方骨干,用于阳虚——产热弱于散热、生长动力不足、性兴奋机能减退、生殖功能不足、生命能力不足、激动力不足：鹿茸、淫羊藿、仙茅、冬虫夏草、蛤蚧、沙苑子、续断、补骨脂、菟丝子、杜仲。

17. 抗菌,炎,邪,热,痛的综合组方骨干,用于阴虚——产热强于散热、生长营养不足、性抑制机能减退、生殖物质不足、生命物质不足、酯类异化代谢强于同化代谢：当归、白芍、北沙参、石斛、墨旱莲、熟地、何首乌、银耳、女贞子、麦冬、天冬、玉竹、黄精。

18. 抗菌,炎,邪,热,痛的综合组方骨干,用于久咳、久泄、久泻：五味子、乌梅、五倍子、肉豆蔻。

第六节　影响神经系统的组方及加减用药法

1. 养脑方:冰片、水蛭、五味子、红景天、枳实、人参、党参。用于促进中枢代谢,延缓脑衰老,增强脑机能。

2. 筋挛、多动方骨干:僵蚕、全蝎、石膏、龙胆草、薏苡仁、香附、龙骨、牡蛎。用于共济失调及不随意运动。可加用卡马西平、苯巴比妥、苯妥英钠。

传统中医的这一类组方有很多,治疗各有侧重,如:

五虎追风散,治疗抽搐……

玉真散,治疗破伤风……

阿胶鸡子黄汤,治疗痉挛,低钙抽搐……

大定风珠,治疗痉挛,失血及脱水抽搐……

地黄饮子,治疗痿(肌肉萎缩)、痱(失语症)……

3. 失眠方骨干:龙骨、元胡、酸枣仁、合欢皮、首乌藤、天麻、绞股蓝。用于各种失眠。可加用安定、艾司唑仑。

加减:依据兼证取舍,上方有者可加量,上方无者可加味。

1)失眠,痰——呼吸道分泌物增多/体液浓缩成为黏稠物滞留于机体内某些部位如脑、脊髓、皮肤、肌肉等成为囊肿、水疱、硬化等等:半夏、僵蚕、远志。

2)失眠,风湿痹证——微生物致病或风湿免疫病以骨、关节、肌肉、血管、肌腱、筋膜、腱膜等等病变为主:独活、秦艽、蕲蛇。

3)失眠,寒凝——产能不足/热能输布不足:干姜。

4)失眠,气滞——微细物质循行不畅或情绪感情不能畅快表达:佛手、青木香、柿蒂。

5)失眠,淤血——血流循行不畅/血栓/梗死/丧失正常功能之血液:元胡、苏木、琥珀。

6)失眠,赘骨——增生之骨/丧失正常功能之骨/影响重要组织器官系统功能发挥之骨如颈椎病、腰椎病:全蝎、乌梢蛇、蜈蚣、白芍、续断、木瓜、甘草。

7)失眠,气虚——免疫能力不足/代谢缓慢:人参、龙眼肉、灵芝。

8)失眠,其他:罂粟壳(毒)。

传统中医的这一类组方有很多,治疗各有侧重,如:

朱砂安神丸,治疗失眠,冷静不足……

生铁落饮,治疗癫狂痫证……

珍珠母丸,治疗高血压失眠……

磁朱丸,治疗强壮人惊恐失眠……

酸枣仁汤,治疗脑供血不足失眠……

定志丸,治疗卫气阳虚证——免疫能力不足/代谢缓慢失眠……

天王补心丹,治疗阴血虚证——生命物质及生殖物质不足、组织兴奋性的抑制方面不足及内分泌紊乱失眠……

甘麦大枣汤,治疗更年期综合征失眠……

4. 烦躁,太阳表证——微生物致病或风湿免疫病早期及局部未扩散状态:桂枝、藁本、辛夷、蝉蜕、蔓荆子、酸枣仁、柏子仁、首乌藤、琥珀、龙骨、牡蛎。

5. 烦躁方骨干:磁石、龙骨、珍珠、合欢皮、灵芝、石决明、牡蛎、枣仁、柏子仁、首乌藤。用于各种烦躁、不安。可加用安定、利培酮。

加减:依据兼证取舍,上方有者可加量,上方无者可加味。

1)神志不宁惶恐:酸枣仁、柏子仁、首乌藤、琥珀。

2)烦躁,赘骨阻塞督脉——颈椎病、腰椎病:乌梢蛇、蜈蚣、白芍、续断、木瓜、甘草。

3)烦躁,少阳——微生物致病或风湿免疫病涉及胆红素代谢和胆囊的状态:柴胡、升麻、栀子、黄芩。

4)烦躁,气分——微生物致病或风湿免疫病非早期及非局部高热等临床症状明显状态:龙胆草、苦参、蚤休、穿心莲、败酱草、白头翁、秦皮。

5)烦躁,血分——微生物致病或风湿免疫病影响血液的状态:生地、牡丹皮、赤芍。

6)烦躁,风湿痹证——微生物致病或风湿免疫病以骨、关节、肌肉、血管、肌腱、筋膜、腱膜等等病变为主:独活、徐长卿、海桐皮、蕲蛇、丝瓜络、桑寄生。

7)烦躁,水湿——水肿、尿路感染、带下、积液积水、渗出为主的炎症:苍术、茯苓、薏苡仁、虎杖。

8)烦躁,寒凝——产能不足/热能输布不足:附子、干姜、丁香、胡椒。

9)烦躁,气滞——微细物质循行不畅或情绪感情不能畅快表达:积实、青木香、柿蒂、甘松。

10）烦躁,出血:三七、降香、艾叶。

11）烦躁,淤血——血流循行不畅/血栓/梗死/丧失正常功能之血液:川芎、元胡、丹参、苏木。

12）烦躁,痰证——呼吸道分泌物增多/体液浓缩成为黏稠物滞留于机体内某些部位如脑、脊髓、皮肤、肌肉等成为囊肿、水疱、硬化等等:半夏、天南星（毒）/白附子（毒）、桔梗、浙贝母、桑白皮。

13）烦躁,阳亢——神经体液调节失调、血压增高、组织兴奋性的兴奋方面过强:罗布麻、羚羊角、牛黄、钩藤、天麻、地龙、菖蒲。

14）烦躁,气虚——免疫能力不足/代谢缓慢:西洋参、黄芪、刺五加、绞股蓝、甘草。

15）烦躁,阳虚——西医的产热弱于散热、生长动力不足、性兴奋机能减退、生殖功能不足、生命能力不足、激动力不足:仙茅、冬虫夏草、沙苑子、杜仲。

16）烦躁,血虚——贫血、器官缺血、血质异常不能完成应有机能:当归、白芍、龙眼肉。

17）烦躁,阴虚——西医的产热强于散热、生长营养不足、性抑制机能减退、生殖物质不足、生命物质不足、酯类异化代谢强于同化代谢:麦冬、百合、墨旱莲。

6. 惊厥、抽搐、不随意运动方骨干:羚羊角、牛黄、钩藤、天麻、地龙、全蝎、蜈蚣、僵蚕、石菖蒲。用于一切共济失调、不随意运动。

加减:依据兼证取舍,上方有者可加量,上方无者可加味。

1）不随意运动抽搐,心包——影响心脑（逆传心包——外邪触犯直致抽搐）:桂枝、防风、蝉蜕、升麻、栀子、赤芍。

2）不随意运动抽搐,痹证——微生物致病或风湿免疫病之小舞蹈病:乌梢蛇。

3）不随意运动抽搐,寒凝——产能不足/热能输布不足:肉桂、胡椒。

4）不随意运动抽搐,气滞——微细物质循行不畅或情绪感情不能畅快表达:佛手、降香。

5）不随意运动抽搐,痰证——呼吸道分泌物增多/体液浓缩成为黏稠物滞留于机体内某些部位如脑、脊髓、皮肤、肌肉等成为囊肿、水疱、硬化等等:天南星（毒）、白附子（毒）、桑白皮。

6）不随意运动抽搐,癫狂——精神错乱:磁石、龙骨、琥珀、珍珠、酸枣仁、远志、灵芝、珍珠母、花蕊石。

7）不随意运动抽搐,气虚——免疫能力不足/代谢缓慢:西洋参、党参、仙茅、冬虫夏草、白芍。

传统中医的这一类组方有很多,治疗各有侧重,如:

安宫牛黄丸,治疗脑炎、脑膜炎、脑血管病……

紫雪丹,治疗脑炎、脑膜炎……

至宝丹,治疗脑炎、脑膜炎……

小儿回春丹,治疗高热痉挛……

行军散,治疗暑痉……

苏和香丸,治疗中毒昏厥……

紫金锭,治疗急性胃肠痉挛,吐……

7. 眩晕、头晕组方骨干:天麻、茯苓、半夏、泽泻、竹茹、芦根、生姜。用于一切头晕、眩晕。

第一、二剂少量多次频服,吐后补入。以后每日1剂,分2次服。

眩晕明显可再加用西其汀;

感染证据明确,天然药抗微生物力弱时,合用有效抗生素。

1）外感头晕眩晕,新病发热、头痛、耳鸣,如迷路炎、前庭炎……

2）加用金银花、连翘、穿心莲、菊花、野菊花。

3）火盛头晕眩晕——神经体液调节失调血压增高、组织兴奋性的兴奋方面过强,眩晕、目赤、头涨、面红、口苦、便秘、尿赤,如高血压头晕……加用全蝎、牛膝、勾藤、菊花、蝉蜕。

可加用有效化学降压药如卡托普利、硝苯地平、美托洛尔、吲达帕胺、替米沙坦。

4）阴虚阳亢眩晕——腰膝酸软、五心烦热、面赤、头重脚轻、耳鸣、健忘、眠差、脉虚数、舌红苔少。见于自主神经紊乱、更年期综合征、高血脂、血管炎、脑血栓前期、脑出血前期、高血压……加用泽泻、穿山甲、三七、川芎、神曲、龟板、麦冬;

加用阿司匹林、辛伐他丁、洛伐他丁、非诺贝特;

加用卡托普利、硝苯地平、美托洛尔、吲达帕胺、替米沙坦。

5）阳亢动风眩晕——头涨脑鸣、易怒烦躁、手足瞤动、舌口不灵便、脉大弦急、舌紫滞暗、舌体颤动、苔少或苔浊。见于高血压脑病、高血压

危象、脑梗、脑出血、脑膜炎——加用牛黄、犀角、羚羊角、全蝎、地龙;

加用化学降压药硝普钠;

可酌用抗震颤抽搐药安定等。

6)气虚眩晕——少气乏力,倦怠自汗,由蹲改立位时眩晕明显,腹胀便稀、胃下垂、子宫脱垂、脉虚,齿痕舌。见于低血压、衰弱、椎基底动脉供血不足……加人参、红景天、白术、甘草。

7)血虚眩晕——面色无华,结膜苍白,心慌,失眠,脉细,舌淡,苔少。见于各类贫血、血液氧分压过低——加用阿胶、磁石、当归、白芍、何首乌;加用铁剂、维生素 B_{12} 等。

8)气血两虚,眩晕,少气,心烦,心悸,疲倦,眠差,脉虚细,舌淡胖大。见于椎基动脉供血不足、贫血、血氧饱和度不足……加用阿胶、磁石、当归、白芍、何首乌、人参、红景天、白术、甘草;加用铁剂、维生素 B_{12} 等。

9)精虚,眩晕,形瘦面黑,五心烦热,脑转耳鸣,健忘齿摇,耳轮焦黑,精少尿赤,脉沉虚,舌瘦苔少。见于血管炎、更年期综合征、高血压——加用熟地、龟板、鳖甲、白芍、山茱萸.

10)阳虚,眩晕,形浮面白,畏寒肢冷,便稀尿清,头昏目暗,阳痿遗精,脉沉弱,舌大苔润。见于肾上腺皮质机能减退,席汉氏病,黏液性水肿……加用鹿茸、淫羊藿、山茱萸、熟地、蛤蚧、附子。

11)阴阳两虚,眩晕,烦热,畏寒,浮肿,喘满,吸纳欠深,脉沉细,舌胖苔润。见于肺心病……加用鹿茸、龟板、蛤蚧、紫河车、磁石、白芍。

12)痰阻,眩晕,呕逆恶心,耳鸣,脉滑,苔腻。见于高黏血,梅尼埃病……加用芦根、连翘、竹茹、生姜、川贝。

13)淤血,眩晕,舌淤斑淤点,舌下静脉粗淤,面紫暗;或有外伤史。见于血管炎,高黏血……加用苏木、血竭、三七、降香、丹参、水蛭、穿山甲。

14)赘骨阻塞眩晕,肢麻背痛、头痛恶心、忽焉岔气。见于骨质退行性变骨刺,骨质疏松,各型风湿病侵袭颈椎……加用川断、白芍、木瓜、鸡血藤、蜈蚣、乌梢蛇、补骨脂、紫丹参、明天麻、龙骨、甘草。

第七节　影响内分泌的组方及加减用药法

1. 甲状腺功能减退方骨干:人参(短期应用)、红景天、鹿茸、肉苁蓉、香附、三七。加用优甲乐。

2. 甲状腺功能亢进方骨干:知母、人参(长期用)、熟地、龟板、鳖甲。加用甲巯咪唑,需注意查血常规和肝功。

3. 甲状腺瘤方骨干:山慈菇、佩兰、海藻、昆布,加用碘油丸。

传统中医的这一类组方:海藻玉壶汤,用于甲亢、甲状腺瘤……

4. 久用皮质激素防反跳方骨干:生地、肉桂、知母。

5. 席汉氏病方骨干:水牛角、人参、巴戟天、鹿茸、肉苁蓉、三七、红景天。

6. 埃迪森氏病方骨干:水牛角、巴戟天、五加皮、附子、鹿茸、红景天、肉苁蓉、三七、半夏、人参、甘草、玉竹。加用皮质激素。

7. 低血糖升糖方骨干:细辛、淡竹叶、秦艽、人参。

8. 糖尿病降糖方骨干:熟地、麦冬、枸杞、女贞子、白术、山药、绞股蓝、灵芝、僵蚕、三七、丹参、石膏、知母、天花粉、鬼箭羽。

加减:依据兼证取舍,上方有者可加量,上方无者可加味。

1)血糖高,表证——微生物致病或风湿免疫病早期及局部未扩散状态:苍耳子、牛蒡子、桑叶、葛根。

2)血糖高,气分——微生物致病或风湿免疫病非早期及非局部高热等临床症状明显状态:熊胆、夏枯草、黄连、黄柏。

3)血糖高,血分——微生物致病或风湿免疫病影响血液的状态:生地、玄参、紫草。

4)血糖高,虚热——微生物致病恢复期或风湿免疫病影响血液的发热状态:地骨皮、五加皮。

5)血糖高,水湿——水肿、尿路感染、带下、积液积水、渗出为主的炎症:苍术、泽泻、薏苡仁、玉米须、虎杖。

6)血糖高,气滞——微细物质循行不畅或情绪感情不能畅快表达:木香、荔枝核、麦芽。

7)血糖高,淤血——血流循行不畅/血栓/梗死/丧失正常功能之血液:三七、丹参、鬼箭羽。

8)血糖高,痰证——呼吸道分泌物增多/体液浓缩成为黏稠物滞留于机体内某些部位如脑、脊髓、皮肤、肌肉等成为囊肿、水疱、硬化等等:桔梗、昆布、枇杷叶。

9)血糖高,烦躁——各种因素导致中枢神经缺氧缺血抑制安静不足：灵芝、僵蚕。

10）血糖高，气虚——免疫能力不足/代谢缓慢：人参、白术、山药、绞股蓝。

11）血糖高，阳虚——西医的产热弱于散热、生长动力不足、性兴奋机能减退、生殖功能不足、生命能力不足、激动力不足：淫羊藿、蛤蚧、杜仲。

12）血糖高，阴虚——西医的产热强于散热、生长营养不足、性抑制机能减退、生殖物质不足、生命物质不足、酯类异化代谢强于同化代谢：黄精、枸杞、女贞子、黑芝麻。

13）血糖高，精气不固——多尿、久泻、滑精、清稀带下：五味子、山茱萸、桑螵蛸。

传统中医的这一类组方有很多，治疗各有侧重，如：

泻黄散，用于糖尿病、食积、能量过剩……

玉液汤，用于糖尿病口渴……

桂苓甘露饮，用于糖尿病烦躁口渴……

第八节　影响运动的组方及加减用药法

1. 接骨方骨干：自然铜、骨碎补、续断、石膏、海螵蛸、龙骨、牡蛎、没药、乳香、黄连、黄柏、蚤休、徐长卿、三七、血竭、当归。用于各种骨折。治疗骨折，手术正骨及相对固定折伤之骨是关键，抗感染应用抗生素和补充营养是必须手段。

2. 骨关节炎（风湿痹症之一）方骨干：白芍、木瓜、续断、甘草、蜈蚣、乌梢蛇、三七、威灵仙、羊藿、炒建曲、元胡。

加减：依据兼证取舍，上方有者可加量，上方无者可加味。

1）侧重颈椎：全蝎、天麻、羌活、藁本。

2）侧重腰部：熟地、狗脊、巴戟、没药、三七、牛膝、杜仲。

3）侧重四肢：当归、白芍、乳香、伸筋草、络石藤。

3. 腰痛方骨干：元胡、熟地、丹参、乳香、没药、乌梢蛇。

加减：依据兼证取舍，上方有者可加量，上方无者可加味。

1）寒湿——水肿为主的肾炎、怕冷怕凉的风湿痹症、泄泻为主的结肠炎，腰痛冷感，沉重，尿少，便稀：茯苓、附子、肉桂、干姜、吴茱萸、丁香、高良姜、泽泻。

2）湿热——尿痛为主的肾盂肾炎、盆腔炎、附件炎、感染因素的风湿痹症，腰痛热感，头重如裹，尿赤，便黏，苔黄：黄柏、穿心莲、红藤、野菊花、金钱草、虎杖、连翘、通草、萹蓄、瞿麦。

3）淤血——血流循行不畅/血栓/梗死/丧失正常功能之血液，痛处不移，或串行不休，压痛叩痛：苏木、穿山甲、蜈蚣/水蛭。

4）肾阳虚——产热弱于散热、生长动力不足、性兴奋机能减退、生殖功能不足、生命能力不足、激动力不足（劳伤、久病）：畏寒肢冷，小便清长，神疲乏力、腰痛膝冷：巴戟、仙茅、淫羊藿、鹿茸、蜈蚣。

5）肾阴虚——产热强于散热、生长营养不足、性抑制机能减退、生殖物质不足、生命物质不足，失眠健忘，五心烦热：玄参、百合、龟板、鳖甲、玉竹、麦冬。

6）石淋（结石）：突发剧痛，输尿管压痛点压痛、B超结石证据：金钱草、海金沙、冬葵子、滑石、通草、鸡内金、金沙牛。超声碎石、手术取石、抗生素应用很重要。

7）赘骨淤塞——痹证风湿免疫病以骨、椎间盘、关节、肌肉、血管、肌腱、筋膜、腱膜等等病变为主，关节痛、屈伸不利、关节变形：蜈蚣、全蝎、狗脊、川断、当归、徐长卿、威灵仙、淫羊藿、穿山甲、白芍、独活、雷公藤。

8）微生物外感初起，急性发热、恶寒，腰痛、尿改变：竹叶、芦根、穿心莲、金银花、黄芩、黄连、柴胡、连翘、牛蒡子。

4. 类风湿性关节炎方骨干：穿山甲、蜈蚣、全蝎、乌梢蛇、天麻、元胡、没药、雷公藤（毒）、白芍、甘草、鸡血藤、三七。

要分清不同的程度分别选用泼尼松、氨甲蝶呤/硫唑嘌呤/环孢素A/青霉胺、来氟米特、免疫球蛋白；

对症选用止痛药：尼美舒利/美洛昔；

支持治疗：注意补充水、电解质、蛋白、脂类、维生素；

注意保护肺、心、脑、肾、肝功能。

加减：依据兼证取舍，上方有者可加量，上方无者可加味。

1）寒凝——产能不足/热能输布不足：附子、乌药、防己、桂枝、独活、藁本、细辛。

2）风盛——微生物侵袭或某些物质作用于免疫失调的机体引起的游走不定、变化多端的病症/体内脏腑气血失调出现的震颤、抽搐、痉挛：

防风、防己、羌活、秦艽。

3）热盛——代谢亢进/发热充血为主的炎症:石膏、黄芩、徐长卿、蚤休、野菊花、赤芍、水牛角。

4）湿盛——渗出为主的炎症,肿胀、僵硬:蜂房、金钱草、泽泻、白术、茯苓/土茯苓、赤小豆、地肤子。

传统中医治疗骨关节炎、类风湿性关节炎等痹症的组方很多,治疗各有侧重,如:

二妙散,用于关节炎……

三妙丸,用于关节炎、阴道炎……

四妙丸,用于关节炎、阴囊湿疹、阴道炎……

大秦艽汤,用于面神经炎、痹……

牵正散,用于面神经炎……

小活络丹,用于痰、瘀、赘,关节炎……

羌活胜湿汤,用于骨关节炎、颈椎病……

独活寄生汤,用于虚痹……

5. 痛风方骨干:络石藤、伸筋草、百合、穿山龙、泽泻、茯苓、冬瓜皮、萹蓄、瞿麦、玉米须、车前子、通草、地肤子、海金沙、石韦、金钱草、虎杖。

对因选用秋水仙碱、丙磺舒、苯溴马隆,要分清不同的阶段谨慎选用泼尼松;

对症选用止痛药——尼美舒利/美洛昔康;

支持治疗——注意补充水、电解质、蛋白、脂类、维生素;

注意保护心、脑、肾、肝功能。

6. 狼疮方骨干:蜈蚣、白芍、徐长卿、雷公藤（毒）、蜂房、全蝎、羚羊角、赤芍、黄芪、熟地、蒲黄、沙参。狼疮难治,凶恶。

要分清不同的阶段和不同程度分别选用氨甲蝶呤/硫唑嘌呤/环孢素 A/环磷酰胺抑制免疫、来氟米特/酶酚酸酯抗损害、免疫球蛋白调节免疫。

对症选用解热止痛药:对乙酰氨基酚/赖氨匹林/尼美舒利/复方氨林巴比妥/美洛昔康;

必须加用肾上腺皮质激素,一定要随时警惕,防止不良反应的伤害;

支持治疗——注意补充水、电解质、蛋白、脂类、维生素;

系统性红斑狼疮肾病极其难治;

注意保护肺、心、脑、肝功能,积极防止并发症、伴发病如结核、感染……

加减:依据兼证取舍,上方有者可加量,上方无者可加味。

1)寒凝——产能不足/热能输布不足:附子、乌药、桂枝、独活、藁本、细辛。

2)风——微生物侵袭或某些物质作用于免疫失调的机体引起的游走不定、变化多端的病症/体内脏腑气血失调出现的震颤、抽搐、痉挛一类的病症:防风、羌活、秦艽、蝉蜕。

3)火盛——化脓性炎症/代谢亢进/发热充血为主的炎症:石膏、黄芩、徐长卿、蚤休、野菊花、赤芍、水牛角。

4)湿盛——渗出为主的炎症、水肿:金钱草、泽泻、白术、茯苓、土茯苓、赤小豆、木瓜。

第九节　影响感官的组方及加减用药法

1. 白癜风方骨干:白芷、补骨脂、独活、蚕沙。白癜风难治,除影响形象外,没有太大治疗意义。

2. 增白方骨干。用于面部色素沉积:前胡、地龙、僵蚕、丹参、当归、白芍、熟地、枸杞。

3. 明目方骨干:菟丝子、蒺藜、菊花、木贼、薄荷、当归、白芍、女贞子。用于眼花、眼干。

1)阳亢——神经体液调节失调血压增高、组织兴奋性的兴奋方面过强:天麻、全蝎、蜈蚣、地龙、罗布麻、钩藤。

2)阴血虚——生命物质及生殖物质不足、组织兴奋性的抑制方面不足:龟板、鳖甲、麦冬、玉竹、黄精。

3)赘骨——增生之骨/丧失正常功能之骨/影响重要组织器官系统功能发挥之骨:威灵仙、淫羊藿、全蝎、蜈蚣、木瓜、续断。

传统中医的这一类组方:石斛夜光丸,用于白内障……

4. 生发方骨干:香附、鹿茸、补骨脂、紫河车、菟丝子、百合、红景天、蛇床子、何首乌、当归、丹参。用于非感染性脱发。

传统中医的这一类组方:七宝美髯丹,用于脱发……

第十节 影响免疫的组方及加减用药法

1. 过敏方骨干:甘草、紫河车、沙参、百合、枳实、佛手、甘松、丹参、白芍、薄荷、熟地、羌活、蝉蜕、防风。用于免疫紊乱。

加用西替利嗪/特非那定/异丙嗪/赛庚啶/氯苯那敏、钙制剂、维生素 C,谨慎使用糖皮质激素、细胞毒药物环磷酰胺/氨甲蝶呤。

加减:依据兼证取舍,上方有者可加量,上方无者可加味。

1)过敏,表、毒表证——微生物致病或风湿免疫病早期及局部未扩散状态:紫苏、羌活、细辛、辛夷、蝉蜕、熊胆、黄芩、苦参、山豆根、地肤子、防风。

2)过敏,风湿痹证——微生物致病或风湿免疫病以骨、关节、肌肉、血管、肌腱、筋膜、腱膜等等病变为主:丹皮、徐长卿、威灵仙、秦艽、穿山龙、山柰、雷公藤、白花蛇。

3)过敏,气滞——微细物质循行不畅或情绪感情不能畅快表达:枳实、乌药、佛手、甘松、艾叶、荜澄茄。

4)过敏,呼吸道痰证——呼吸道分泌物增多:前胡、桔梗、百部、白果、灵芝、细辛、辛夷。

5)过敏,消化道痰水证——体液在胃肠代谢失调:防风、黄芪、山药、黄连、芡实、枸杞、白术。

6)过敏,卫气阳虚证——免疫能力不足/代谢缓慢:甘草、大枣、紫河车、北沙参、百合。

7)过敏,哮喘痰证——呼吸道痉挛、分泌物增多:砒石(大毒!!!)。

传统中医的这一类组方有很多,治疗各有侧重,如:

消风散,用于痒疹、荨麻疹……

川芎茶调散,用于鼻炎、鼻窦炎……

当归饮子,用于虚弱体质痒疹、荨麻疹……

防风通圣丸,用于强壮体质荨麻疹……

2. 提高免疫力方骨干:用于补体低下、免疫球蛋白过低、免疫缺陷病:生地、水牛角、丹参、川芎、当归、人参、黄芪、淫羊藿、仙茅、墨旱莲、女贞子、紫河车、天冬。

加减:依据兼证取舍,上方有者可加量,上方无者可加味。

1）免疫力低下,有邪——机体有微生物侵害或有了异常质/异常量的物质:防风、柴胡、石膏、芦根。

2）免疫力低下,实热火盛——代谢亢进/发热充血为主的炎症/化脓性炎症:黄连、金银花、连翘、板蓝根。

3）免疫力低下,血分——微生物致病或风湿免疫病影响血液的状态:生地、水牛角、青蒿、地骨皮。

4）免疫力低下,湿盛——渗出为主的炎症:五加皮、鹿衔草、车前子、茵陈。

5）免疫力低下,寒凝——产能不足/热能输布不足:附子、薤白、山楂、雷丸。

6）免疫力低下,出血——蒲黄、五灵脂。

7）免疫力低下,淤血——血流循行不畅/血栓/梗死/丧失正常功能之血液:川芎、丹参、莪术。

8）免疫力低下,痰证——呼吸道分泌物增多/体液浓缩成为黏稠物滞留于机体内某些部位如脑、脊髓、皮肤、肌肉等成为囊肿、水疱、硬化等等:桔梗、昆布、杏仁。

9）免疫力低下,烦躁——各种因素导致中枢神经缺氧缺血抑制安静不足:珍珠、灵芝、牡蛎、罗布麻、天麻。

10）免疫力低下,血虚——贫血、器官缺血、血质异常不能完成应有机能:当归、何首乌、阿胶。

11）免疫力低下,气虚——免疫能力不足/代谢缓慢:人参/西洋参/党参、黄芪、白术、山药、刺五加、绞股蓝、甘草、大枣。

12）免疫力低下,阳虚——西医的产热弱于散热、生长动力不足、性兴奋机能减退、生殖功能不足、生命能力不足、激动力不足:鹿茸、淫羊藿、仙茅、补骨脂、锁阳、冬虫夏草、紫河车、蛤蚧、沙苑子、杜仲、续断。

13）免疫力低下,阴虚——西医的产热强于散热、生长营养不足、性抑制机能减退、生殖物质不足、生命物质不足、酯类异化代谢强于同化代谢:南沙参、麦冬、玉竹、黄精、枸杞、桑葚、银耳、墨旱莲、女贞子、鳖甲、五味子、乌梅。

14）免疫力低下,通——大蒜。

3. 增强白细胞吞噬能力方骨干:冬虫夏草、石斛、银耳、龟板、桑螵蛸、天冬、穿山龙、猪苓、艾叶。

1）毒盛——毒血症：金银花、连翘、大青叶、鱼腥草、穿心莲、漏芦、白花蛇舌草。

2）淤血——血流循行不畅／血栓：乳香、蜈蚣。

第十一节 影响血液的组方及加减用药法

1. 升白细胞方骨干：人参、补骨脂、益智仁、熟地、桑葚、女贞子、山茱萸、地榆、茜草。

1）有邪——机体有微生物侵害或有了异常质／异常量的物质：山豆根、石韦、虎杖。

2）淤血——血流循行不畅／血栓／梗死／丧失正常功能之血液：莪术、穿山甲。

3）烦躁——各种因素导致中枢神经缺氧缺血抑制安静不足：灵芝、牡蛎。

2. 补血方骨干：用于血虚——贫血、器官缺血、血质异常不能完成应有机能：蚕沙、灵芝、磁石／代赭石、人参、黄芪、红景天、刺五加、当归、何首乌、阿胶。加用铁制剂、维生素 B_{12}。

加减：依据兼证取舍，上方有者可加量，上方无者可加味。

1）造血不良，促进造血刺激生血：蚕沙、灵芝、牛黄、银耳。

2）缺铁，增加原料：鸡血藤、自然铜。

3）气虚——免疫能力不足／代谢缓慢：人参、黄芪、红景天、刺五加。

4）阳虚——西医的产热弱于散热、生长动力不足、性兴奋机能减退、生殖功能不足、生命能力不足、激动力不足：鹿茸、补骨脂、锁阳。

5）阴虚——西医的产热强于散热、生长营养不足、性抑制机能减退、生殖物质不足、生命物质不足、酯类异化代谢强于同化代谢：桑葚、鳖甲、黄精。

传统中医的这一类组方有很多，治疗各有侧重，如：

四物汤，用于淤血——血流循行不畅／血栓／梗死／丧失正常功能之血液合并血虚——贫血、器官缺血、血质异常不能完成应有机能……

当归补血汤，用于血虚——贫血、器官缺血、血质异常不能完成应有机能……

归脾汤，用于血虚——贫血、器官缺血、血质异常不能完成应有机

47

能,如心悸、失眠……

炙甘草汤,用于血虚——贫血、器官缺血、血质异常不能完成应有机能,如迟缓性心律失常……

八珍汤,用于气虚血虚——贫血、器官缺血、血质异常不能完成应有机能、免疫能力不足/代谢缓慢……

十全大补汤,用于气虚血虚——贫血、器官缺血、血质异常不能完成应有机能、免疫能力不足/代谢缓慢,如怕冷、乏力、头晕、眼花、血细胞减少……

3. 止血方骨干:紫珠、石膏、生地、水牛角、磁石、龙骨、黄柏、三七、地榆、荆芥、栀子、狗脊、续断、黄精、阿胶。加用手术止血、维生素 K_1、维生素 K_3、巴曲酶、酚磺乙胺、输血……

加减:依据兼证取舍,上方有者可加量,上方无者可加味。

1)出血,有邪——机体有微生物侵害或有了异常质/异常量的物质:贯众、蚤休、马勃、大黄、紫苏。

2)出血,尿路出血——玉米须、萹蓄、虎杖、乌药、小蓟。

3)出血,怀胎出血——苎麻根、续断。

4)出血,血淤淤血——血流循行不畅/血栓/梗死/丧失正常功能之血液:三七。

5)出血,痰证——呼吸道分泌物增多/体液浓缩成为黏稠物滞留于机体内某些部位如脑、脊髓、皮肤、肌肉等成为囊肿、水疱、硬化等等:海藻、昆布。

6)出血,阳亢——神经体液调节失调血压增高、组织兴奋性的兴奋方面过强:石决明。

7)出血,月经过多——墨旱莲。

8)凝血时间延长

(1)尿路出血——大蓟、小蓟、槐花、侧柏叶、白茅根。

(2)子宫出血——苎麻根、茜草、棕榈碳、补骨脂、熟地、升麻。

(3)胃出血——炮姜、灶心土、白芨、血余炭、藕节。

9)血小板凝聚减弱——猪苓、白芨、紫珠、棕榈碳、磁石、龙骨。

10)血管通透性及脆性增大:密蒙花、黄芩、连翘、银柴胡、陈皮、槐花、白茅根。

11)出血,外用——五倍子、海螵蛸、土荆皮、蜂房。

传统中医的这一类组方有很多,治疗各有侧重,如:

十灰散,用于出血……

四生丸,用于上焦血……

咯血方,用于咯血……

槐花散,用于便血……

小蓟饮子,用于尿血……

黄土汤,用于便血……

胶艾四物汤,用于漏血……

4. 抗栓方骨干。淤血——血流循行不畅/血栓/梗死/丧失正常功能之血液:丹参、红花、血竭、三棱、虻虫/土鳖虫/水蛭/穿山甲、川芎、姜黄、降香、三七、莪术。

用于血栓症、梗死、血液黏滞度增高、凝血机制强于纤溶机制。可合用丹参注射剂、三七注射制剂、红花注射制剂、银杏达莫、脉络宁注射液、阿司匹林、硫酸氢氯吡格雷、华法林、双嘧达莫……

加减:依据兼证取舍,上方有者可加量,上方无者可加味。

1)栓,有邪——机体有微生物侵害或有了异常质/异常量的物质:黄芩、红藤、赤芍、大黄、葛根、知母、黄连、板蓝根、野菊花、牡丹皮。

2)栓,痹证——微生物致病或风湿免疫病以骨、关节、肌肉、血管、肌腱、筋膜、腱膜等等病变为主:独活、蚕沙、徐长卿、豨莶草、雷公藤(毒)、穿山龙、泽泻、虎杖。

3)栓,寒凝——产能不足/热能输布不足:附子、肉桂、干姜、吴茱萸、丁香、川椒、高良姜、荜澄茄、薤白、砂仁。

4)栓,气滞——微细物质循行不畅或情绪感情不能畅快表达:陈皮、枳实、木香、乌药、香橼、薤白、大腹皮。

5)栓,出血:三七、蒲黄、五灵脂、降香、仙鹤草、艾叶。

6)栓,痰证——呼吸道分泌物增多/体液浓缩成为黏稠物滞留于机体内某些部位如脑、脊髓、皮肤、肌肉等成为囊肿、水疱、硬化等等:海藻、前胡。

7)栓,烦躁——各种因素导致中枢神经缺氧缺血抑制安静不足:合欢皮、灵芝、牡蛎、地龙、全蝎、僵蚕、罗布麻、钩藤。

8)栓,昏迷窍闭:麝香、苏合香。

9)栓,气虚——免疫能力不足/代谢缓慢:党参、白术、绞股蓝、人参、沙苑子。

10) 栓，阳虚——西医的产热弱于散热、生长动力不足、性兴奋机能减退、生殖功能不足、生命能力不足、激动力不足：海马、冬虫夏草。

11) 栓，阴血虚——生命物质及生殖物质不足、组织兴奋性的抑制方面不足，血虚：当归、山茱萸。

12) 栓，通用：大蒜。

传统中医的这一类组方有很多，治疗各有侧重，如：

桃核承气汤，用于淤滞型盆腔炎、阑尾炎……

血府逐瘀汤，用于胸部以上淤血——血流循行不畅/血栓/梗死/丧失正常功能之血液，如心肌缺血、脑供血不足……

通窍活血汤，用于颈部以上淤血——血流循行不畅/血栓/梗死/丧失正常功能之血液，如脑梗、脑血肿、脑出血一周后……

膈下逐瘀汤，用于淤血——肝脾血流循行不畅/血栓/梗死/丧失正常功能之血液，如肝淤血、脾大……

少腹逐瘀汤，淤血——用于盆腔血流循行不畅/血栓/梗死/丧失正常功能之血液，如膜样痛经、子宫肌壁间肌瘤……

身痛逐瘀汤，淤血——用于四肢腰背血流循行不畅/血栓/梗死/丧失正常功能之血液，如颈椎病、腰椎病……

复元活血汤，用于外伤淤血——血流循行不畅/血栓/梗死/丧失正常功能之血液……

七厘散，用于外伤淤血——血流循行不畅/血栓/梗死/丧失正常功能之血液……

补阳还五汤，用于淤血——血流循行不畅/血栓/梗死/丧失正常功能之血液，如高血压动脉硬化、脑血管病后遗症……

失笑散，用于淤血——生殖系血流循行不畅/血栓/梗死/丧失正常功能之血液，如子宫复旧不良腹痛……

丹参饮，用于淤血——胸内血流循行不畅/血栓/梗死/丧失正常功能之血液，如心绞痛、胃痛……

温经汤，用于淤血——血流循行不畅/血栓/梗死/丧失正常功能之血液，如血液、生殖、内分泌因素的腹痛、口干、月经过少、痛经……

生化汤，用于淤血——血流循行不畅/血栓/梗死/丧失正常功能之血液，如产后子宫复旧不良……

活络效灵丹,用于淤血——血流循行不畅/血栓/梗死/丧失正常功能之血液,用于一切瘀痛……

桂枝茯苓丸,用于淤血——血流循行不畅/血栓/梗死/丧失正常功能之血液,如膜样痛经、死胎……

大黄䗪虫丸,用于淤血——血流循行不畅/血栓/梗死/丧失正常功能之血液,如血质不良、结缔组织病、自身免疫性疾病……

鳖甲煎丸,用于淤血——血流循行不畅/血栓/梗死/丧失正常功能之血液,如肝大、脾大……

第十二节　影响呼吸的组方及加减用药法

1. 止咳方骨干:川芎、全蝎、地龙、旋覆花、白芍、石菖蒲、杏仁、甘草、麻黄、白屈菜、穿心莲、连翘。用于一切咳嗽。可合用喷托维林、咳特灵……

加减:依据兼证取舍,上方有者可加量,上方无者可加味。

1)咳嗽,表证——微生物致病或风湿免疫病早期及局部未扩散状态:桂枝、细辛、苍耳子、鹅不食草、柴胡、芦根。

2)咳嗽,毒盛——毒血症:黄芩、熊胆、蚤休、鱼腥草、秦皮、青蒿。

3)咳嗽,痰水证——体液在某处循行不畅:芫花(毒)/商陆(毒)。

4)咳嗽,痹证——微生物致病或风湿免疫病以骨、关节、肌肉、血管、肌腱、筋膜、腱膜等等病变为主:穿山龙、五加皮。

5)咳嗽,寒凝——产能不足/热能输布不足:草果、荜澄茄。

6)咳嗽,水湿——水肿、尿路感染、带下、积液积水、渗出为主的炎症:车前子、石韦。

7)咳嗽,食积:莱菔子。

8)咳嗽,出血:侧柏叶、艾叶。

9)咳嗽,淤血——血流循行不畅/血栓/梗死/丧失正常功能之血液:桃仁。

10)咳嗽,痰证——呼吸道分泌物增多/体液浓缩成为黏稠物滞留于机体内某些部位如脑、脊髓、皮肤、肌肉等成为囊肿、水疱、硬化等等:半夏/白附子(毒)、白前、桔梗、川贝母、浙贝母、竹沥、昆布、杏仁、百部、紫菀、款冬花、枇杷叶。

11）咳嗽,烦躁——各种因素导致中枢神经缺氧缺血抑制安静不足:灵芝、蟾酥(毒)。

12）咳嗽,卫气阳虚证——免疫能力不足/代谢缓慢:甘草、淫羊藿、核桃、葫芦巴、党参。

13）咳嗽,阴血虚证——生命物质及生殖物质不足、组织兴奋性的抑制方面不足:天冬、百合、银耳。

14）咳嗽,长期不愈:五味子、罂粟壳(毒)、罗汉果。

传统中医的这一类组方有很多,治疗各有侧重,如:

桂枝汤,用于鼻炎,咳嗽……

止嗽散,用于过敏咳嗽……

九仙散,用于久咳……

2. 平喘方骨干:麻黄、紫苏、桑白皮、穿心莲、连翘、半夏、旋覆花、白前、浙贝母、地龙、石菖蒲、枇杷叶。用于憋气、喘息。

加减:依据兼证取舍,上方有者可加量,上方无者可加味。可合用异丙基肾上腺素、克伦特罗、酮替芬、氢化可的松……

1）喘息,表证——微生物致病或风湿免疫病早期及局部未扩散状态:辛夷、鹅不食草、升麻。

2）喘息,毒盛——毒血症:熊胆、苦参、蚤休、鱼腥草、半枝莲、青蒿。

3）喘息,痹证——微生物致病或风湿免疫病以骨、关节、肌肉、血管、肌腱、筋膜、腱膜等等病变为主:穿山龙。

4）喘息,寒凝——产能不足/热能输布不足:白豆蔻、草果、荜澄茄、山奈。

5）喘息,气滞——微细物质循行不畅或情绪感情不能畅快表达:陈皮、青皮、木香、佛手、麦芽。

6）喘息,出血:侧柏叶、艾叶。

7）喘息,痰证——呼吸道分泌物增多/体液浓缩成为黏稠物滞留于机体内某些部位如脑、脊髓、皮肤、肌肉等成为囊肿、水疱、硬化等等:半夏、桔梗、杏仁、百部、款冬花、枇杷叶、白果(毒)。

8）喘息,烦躁——各种因素导致中枢神经缺氧缺血抑制安静不足:灵芝、石决明、钩藤、地龙、石菖蒲、蟾酥(毒)。

9）喘息,卫气阳虚证——免疫能力不足/代谢缓慢:甘草、淫羊藿、补骨脂、冬虫夏草、蛤蚧。

10）喘息，血阴虚——生命物质及生殖物质不足、组织兴奋性的抑制方面不足：当归、百合、银耳。

11）喘息，其他：砒石（剧毒）。

传统中医的这一类组方有很多，治疗各有侧重，如：

麻黄汤，用于呼吸道及肺外感，咳嗽，喘息……

苏子降气汤，用于慢支……

定喘汤，用于喘息……

紫金丹，用于喘息……

3. 祛痰方骨干：厚朴、半夏、白芥子、白前、桔梗、川贝母、瓜蒌、竹沥、紫苑、款冬花、枇杷叶、桃仁。用于咳嗽痰液黏稠，可合用氨溴索。

加减：依据兼证取舍，上方有者可加量，上方无者可加味。

1）痰液黏稠，表证——微生物致病或风湿免疫病早期及局部未扩散状态：紫苏、葱白、鹅不食草、薄荷、前胡。

2）痰液黏稠，毒盛——毒血症：知母、熊胆、苦参、金荞麦、半枝莲、秦皮、青蒿。

3）痰液黏稠，痰水证——体液在某处循行不畅：芫花（毒）、商陆（毒）。

4）痰液黏稠，风湿痹证——微生物致病或风湿免疫病以骨、关节、肌肉、血管、肌腱、筋膜、腱膜等等病变为主：穿山龙、五加皮。

5）痰液黏稠，寒凝——产能不足/热能输布不足：厚朴、草果。

6）痰液黏稠，水湿——水肿、尿路感染、带下、积液积水、渗出为主的炎症：车前子、石韦。

7）痰液黏稠，气滞——微细物质循行不畅或情绪感情不能畅快表达：荜澄茄、陈皮、青皮、佛手、香橼、莱菔子。

8）痰液黏稠，出血：侧柏叶、艾叶。

9）痰液黏稠，淤血——血流循行不畅/血栓/梗死/丧失正常功能之血液：桃仁。

10）痰（病理产物），痰证——体液浓缩成为黏稠物滞留于机体内某些部位如脑、脊髓、皮肤、肌肉等成为囊肿、水疱、硬化等等：天南星（毒）、白附子（毒）、皂刺、瓜蒌、竹沥、礞石、罗汉果。

11）痰液黏稠，烦躁——各种因素导致中枢神经缺氧缺血抑制安静不足：远志、灵芝、苏合香/安息香。

12）痰液黏稠,卫气阳虚证——免疫能力不足/代谢缓慢:甘草、淫羊藿、冬虫夏草、葫芦巴。

13）痰液黏稠,阴血虚证——生命物质及生殖物质不足、组织兴奋性的抑制方面不足:南沙参、天冬、百合、银耳。

14）痰液黏稠,慢性病虚弱:五味子。

传统中医的这一类组方有很多,治疗各有侧重,如:

二陈汤,用于一切痰证咳嗽,恶心,头晕……

导痰汤,用于痰证胸闷痞塞……

涤痰汤,用于痰证头昏,健忘,痴呆……

金水六君煎,用于痰证腰酸乏力……

半夏天麻白术汤,用于痰证眩晕……

温胆汤,用于痰水失眠……

茯苓丸,用于痰证臂痛……

清气化痰丸,用于痰证呼吸道感染……

小陷胸汤,用于痰证支气管炎、胃炎……

滚痰丸,用于痰证癫痫……

贝母瓜蒌散,用于痰证咽炎、支气管炎……

苓甘五味姜辛汤,用于痰证咳嗽……

三子养亲汤,用于消化不良咳嗽……

定痫丸,用于痰证癫痫……

第十三节　影响循环的组方及加减用药法

1. 增心率方骨干:麻黄、生姜、青皮、乌药、木香、小蓟、红花、葶苈子、人参(小量)、北沙参。用于心动过缓、病态窦房结综合征。可合用西药麻黄碱、阿托品……

2. 降心率方骨干:酸枣仁、天麻、全蝎、人参、冬虫夏草、何首乌、石斛、丹参、益母草、天竺黄。用于心动过速。可合用西药美托洛尔、氯化钾……

加减:依据兼证取舍,上方有者可加量,上方无者可加味。

1）心动过速,有邪——机体有微生物侵害或有了异常质/异常量的物质:秦艽、穿山龙、虎杖、槐花、柴胡、升麻、葶苈子。

2）心动过速,阳亢——神经体液调节失调血压增高、组织兴奋性的兴奋方面过强:酸枣仁、罗布麻、羚羊角、天麻、全蝎。

3）心动过速,正虚——机体应有的正常质/正常量的物质不足:人参、冬虫夏草、何首乌、石斛。

3. 心悸、怔忡、心律失常方骨干:檀香、佛手、甘松、三七、元胡、西洋参、甘草、冬虫夏草、当归、麦冬、丹参、酸枣仁。用于心律失常,期前收缩、房颤……

加减:依据兼证取舍,上方有者可加量,上方无者可加味。

1）心律失常,心率加快:羌活、莲子心、熊胆、夏枯草、黄连、苦参、独活、徐长卿。

2）心律失常,心率缓慢,病窦:附子、荜拨、荜澄茄。

3）心律失常,气滞——微细物质循行不畅或情绪感情不能畅快表达:檀香、佛手、柿蒂、甘松、山楂。

4）心律失常,淤血——血流循行不畅/血栓/梗死/丧失正常功能之血液:三七、元胡、丹参。

5）心律失常,痰证——呼吸道分泌物增多/体液浓缩成为黏稠物滞留于机体内某些部位如脑、脊髓、皮肤、肌肉等成为囊肿、水疱、硬化等等:半夏、天南星(毒)/朱砂(毒)、地龙、石菖蒲、瓜蒌。

6）心律失常,卫气阳虚证——免疫能力不足/代谢缓慢:刺五加、甘草、淫羊藿、冬虫夏草、麦冬。

7）四逆汤、五加皮中毒的心律不齐:檀香。

传统中医的这一类组方有很多,治疗各有侧重,如:

归脾汤,用于血虚、心悸、失眠……

炙甘草汤,用于迟缓性心律失常……

4. 强心方骨干:水牛角、附子、葶苈子、酸枣仁、人参、益智仁、熟地、南沙参、麦冬、山茱萸、全蝎、山楂。用于心功能不全。

急性心衰非西医措施不可挽救患者生命,强心、利尿、扩血管在所必用。慢性心衰在用适当应用地高辛的情况下,可加用中药。

加减:依据兼证取舍,上方有者可加量,上方无者可加味。

1）心功能不全,表证——微生物致病或风湿免疫病早期及局部未扩散状态:桂枝、细辛、浮萍。

2）心功能不全,毒盛——毒血症:黄连、山豆根、紫草、水牛角、白薇。

3）心功能不全,风湿痹证——微生物致病或风湿免疫病以骨、关节、肌肉、血管、肌腱、筋膜、腱膜等等病变为主:两面针、络石藤、穿山龙、鹿衔草、蜂房。

4）心功能不全,阳虚——产热弱于散热、生长动力不足、性兴奋机能减退、生殖功能不足、生命能力不足、激动力不足:附子、干姜、吴茱萸。

5）心功能不全,气滞——微细物质循行不畅或情绪感情不能畅快表达:陈皮、香附。

6）心功能不全,出血:小蓟、槐花、艾叶、泽兰、苏木。

7）心功能不全,烦躁——各种因素导致中枢神经缺氧缺血抑制安静不足:灵芝、羚羊角、牛黄、蜈蚣、麝香。

8）心功能不全,气阳虚证——免疫能力不足/代谢缓慢:人参、西洋参、黄芪、淫羊藿、补骨脂、益智仁、菟丝子。

9）心功能不全,阴血虚证——生命物质及生殖物质不足、组织兴奋性的抑制方面不足:熟地、南沙参、麦冬、黄精、山茱萸。

5. 抗休克方骨干:青皮(升压)、羌活、秦艽、附子、枳实、珍珠母、西洋参、阿胶、虎杖(降压)、川芎(降压)、酸枣仁(降压)、人参、乌梅(过敏性)、山茱萸(失血性)、三七——用于微循环障碍、精气神衰竭衰弱……必须合用西医抢救措施！打开呼吸道,吸氧,应用肾上腺素、地塞米松、间羟胺、多巴胺,补充液体、电解质,输血,用抗生素,保护重要脏器,采取支持措施……

传统中医的这一类组方有很多,治疗各有侧重,如：

四逆汤,用于过敏性、疼痛性冷休克、阳衰……

四逆加参汤,用于虚弱失血休克……

白通汤,用于昏厥冷休克……

通脉四逆汤,用于神经性休克……

参附汤,用于阴阳亡脱——无形的和流体的生命物质急速丧失,如失血失液性休克、多脏器衰竭……

回阳救急汤,用于气滞——微细物质循行不畅或情绪感情不能畅快表达,淤血——血流循行不畅/血栓/梗死/丧失正常功能之血液,阳虚——产热弱于散热、生长动力不足、性兴奋机能减退、生殖功能不足、生命能力不足、酯类异化代谢弱于同化代谢、激动力不足……

黑锡丹,用于结肠炎、肺心病心衰、生殖力减退……

6. 血压低方骨干:麻黄、马齿苋、干姜、青皮、乌药、款冬花、阿胶、北沙参、山茱萸、人参(双向调节)、吴茱萸(双向调节)、附子(双向调节)。

传统中医的这一类组方有很多,治疗各有侧重,如:

补中益气汤,用于气虚——免疫能力不足/代谢缓慢、食欲缺乏、食量少、低血压……

生脉饮,用于气虚——免疫能力不足/代谢缓慢、低血压……

参附汤,用于阳虚——产热弱于散热、生长动力不足、性兴奋机能减退、生殖功能不足、生命能力不足、酯类异化代谢弱于同化代谢、激动力不足;阴虚——产热强于散热、生长营养不足、性抑制机能减退、生殖物质不足、生命物质不足、酯类异化代谢强于同化代谢,低血压……

7. 血压高方骨干:钩藤、天麻、地龙、全蝎、藁本、夏枯草、寄生、虎杖。用于高血压。

合用替米沙坦/缬沙坦、美托洛尔/阿替洛尔、硝苯地平/硝苯地平缓释片、卡托普利/依那普利、吲达帕胺、哌唑嗪/肼苯哒嗪。

要有规律、联合、长期、不间断用药,适时增减药量,以防脑血管意外、心梗的猝发致死性疾病。

加减:依据兼证取舍,上方有者可加量,上方无者可加味。

1)血压高,太阳——表证——微生物致病或风湿免疫病早期及局部未扩散状态:藁本、辛夷、菊花、柴胡、升麻、葛根、木贼、莲子心、熊胆、栀子、夏枯草、决明子。

2)血压高,毒盛——毒血症:黄芩、黄连、黄柏、龙胆、连翘、野菊花、半边莲、胖大海。

3)血压高,血分——微生物致病或风湿免疫病影响血液的状态:生地、玄参、牡丹皮、地骨皮。

4)血压高,便秘:大黄、火麻仁、郁李仁。

5)血压高,风湿痹证——微生物致病或风湿免疫病以骨、关节、肌肉、血管、肌腱、筋膜、腱膜等等病变为主:独活、徐长卿、秦艽、络石藤、豨莶草、臭梧桐、桑枝、穿山龙、鹿衔草。

6)血压高,水湿——水肿、尿路感染、带下、积液积水、渗出为主的炎症:厚朴、泽泻、玉米须、瞿麦、萹蓄、茵陈、虎杖。

7)血压高,寒凝——产能不足/热能输布不足:附子、肉桂、吴茱萸、荜拨。

8）血压高，气滞——微细物质循行不畅/情绪感情不能畅快表达：香附、青木香、甘松。

9）血压高，食积：山楂、莱菔子。

10）血压高，出血：槐花、侧柏叶、蒲黄、五灵脂。

11）血压高，淤血——血流循行不畅/血栓/梗死/丧失正常功能之血液：川芎、丹参、鬼箭羽。

12）血压高，痰证——呼吸道分泌物增多/体液浓缩成为黏稠物滞留于机体内某些部位如脑、脊髓、皮肤、肌肉等成为囊肿、水疱、硬化等等：半夏、川贝母、天竺黄、海藻、昆布、桑白皮。

13）血压高，烦躁——各种因素导致中枢神经缺氧缺血抑制安静不足：酸枣仁、远志、灵芝、蒺藜、罗布麻、羚羊角、牛黄、蜈蚣。

14）血压高，气虚——免疫能力不足/代谢缓慢：人参（双向）/党参、黄芪、白术。

15）血压高，阳虚——西医的产热弱于散热/生长动力不足/性兴奋机能减退/生殖功能不足/生命能力不足/激动力不足/组织兴奋性的兴奋方面不足：刺五加、淫羊藿、肉苁蓉、冬虫夏草、菟丝子、杜仲。

16）血压高，阴血虚证——生命物质不足/生殖物质不足/组织兴奋性的抑制方面不足：当归、石斛、玉竹、枸杞、银耳。

17）血压高，其他：麻黄根、蜂房、大蒜。

传统中医的这一类组方有很多，治疗各有侧重，如：

羚角钩藤汤，用于高血压脑病……

镇肝熄风汤，用于痉挛，脑血管病、高血压……

天麻钩藤汤，用于痉挛，失眠、高血压……

8. 心肌缺血方骨干：佛手、三七、丹参、瓜蒌、灵芝、西洋参、当归、麦冬、甘松、姜黄、牡丹皮、酸枣仁、冬虫夏草，用于胸闷、心悸、胸痛、心电图心肌缺血改变、未达到上支架指征的冠状动脉狭窄等等。

可合用单硝酸异山梨酯、硝酸甘油……

加减：依据兼证取舍，上方有者可加量，上方无者可加味。

1）心肌缺血，表证——微生物致病或风湿免疫病早期及局部未扩散状态：藁本、细辛、菊花、羌活、葛根、瓜蒌。

2）心肌缺血，风湿痹证——微生物致病或风湿免疫病以骨、关节、肌肉、血管、肌腱、筋膜、腱膜等等病变为主：徐长卿、穿山龙、海风藤、桑寄生。

3）心肌缺血,毒盛——毒血症：葛根、野菊花、四季青、红藤、山豆根。

4）心肌缺血,血热——微生物致病或风湿免疫病影响血液的发热状态：玄参、赤芍、牡丹皮。

5）心肌缺血,寒凝——产能不足/热能输布不足：附子、肉桂、荜拨、荜澄茄、佛手。

6）心肌缺血,出血：槐花、三七、蒲黄、五灵脂。

7）心肌缺血,淤血——血流循行不畅/血栓/梗死/丧失正常功能之血液：川芎、元胡、丹参、益母草。

8）心肌缺血,痰证——呼吸道分泌物增多/体液浓缩成为黏稠物滞留于机体内某些部位如脑、脊髓、皮肤、肌肉等成为囊肿、水疱、硬化等等：前胡、瓜蒌、灵芝、麝香。

9）心肌缺血,气虚——免疫能力不足/代谢缓慢：西洋参、黄芪、绞股蓝。

10）心肌缺血,阳虚——产热弱于散热/生长动力不足/性兴奋机能减退/生殖功能不足/生命能力不足/激动力不足/组织兴奋性的兴奋方面不足：补骨脂、冬虫夏草。

11）心肌缺血,血虚——贫血/器官缺血/血质异常不能完成应有机能：当归、何首乌。

12）心肌缺血,阴虚——产热强于散热/生长营养不足/性抑制机能减退/生殖物质不足/生命物质不足/酯类异化代谢强于同化代谢/组织兴奋性的抑制方面不足：麦冬、玉竹、黄精、墨旱莲。

9. 脑心供血不足方骨干：土鳖虫、天麻、枳实、三七、川芎、丹参、桃仁、水蛭、刺五加、绞股蓝、甘草、当归、杜仲,用于椎基动脉供血不足、脑动脉硬化、脑梗、脑白质变性、痴呆……

10. 缩血管滴鼻止血方骨干：麻黄、辛夷。

11. 动脉硬化方骨干：人参、甘草、肉苁蓉、何首乌、玉竹、女贞子、三七、郁金、没药、鸡血藤、土鳖虫、骨碎补、水蛭、槐花,用于各种原因所致的动脉硬化症。

加减：依据兼证取舍,上方有者可加量,上方无者可加味。

1）动脉硬化,有邪——机体有微生物侵害或有了异常质/异常量的物质：萆薢、茵陈、海藻、大蒜。

2）动脉硬化,正虚——机体应有的正常质/正常量的物质不足:黑芝麻、金樱子、灵芝。

12. 脉管炎方骨干:乌药、穿山甲（扩股动脉）、天竺黄（扩兔耳血管）、天麻、蜂房（扩兔耳血管）、当归、紫苏、鹿衔草、白芍、玉竹、白术、杜仲、益母草、泽兰、瓜蒌、黄芪,用于静脉炎、血栓闭塞性脉管炎……

传统中医的这一类组方:当归四逆汤,用于末梢循环不良、虚弱……

第十四节　影响消化的组方及加减用药法

1. 流涎方骨干:用于非脑病之流涎。益智仁、白芍、乌药、山药。

2. 口干方骨干:用于非张口呼吸性口干。肉苁蓉、人参、麦冬、五味子、天花粉、天冬。

3. 止呕吐方骨干:用于各种呕吐。生姜、芦根、连翘、滑石、吴茱萸、地榆、半夏、竹茹、黄连、川椒。

1）呕吐,少阳——微生物致病或风湿免疫病涉及胆红素代谢和胆囊的状态:生姜、柴胡。

2）呕吐,气分——微生物致病或风湿免疫病非早期及非局部高热等临床症状明显状态:栀子、黄芩、龙胆草、连翘、大青叶、青黛、贯众。

3）呕吐,血分——微生物致病或风湿免疫病影响血液的状态:生地、赤芍、大黄。

4）呕吐,水湿——水肿、尿路感染、带下、积液积水、渗出为主的炎症:蚕沙、木瓜、苍术、茯苓、猪苓、茵陈、虎杖。

5）呕吐,寒凝——产能不足/热能输布不足:干姜、吴茱萸、川椒。

6）呕吐,气滞——微细物质循行不畅/情绪感情不能畅快表达:大黄、乌药、麦芽。

7）呕吐,出血:三七。

8）呕吐,淤血——血流循行不畅/血栓/梗死/丧失正常功能之血液:郁金、丹参、旋覆花。

9）呕吐,烦躁——各种因素导致中枢神经缺氧缺血抑制安静不足:灵芝、石决明、珍珠母、牛黄。

10）呕吐,气虚——免疫能力不足/代谢缓慢:人参、西洋参、白术、刺五加、绞股蓝、红景天。

11）呕吐，阳虚——产热弱于散热/生长动力不足/性兴奋机能减退/生殖功能不足/生命能力不足/激动力不足/组织兴奋性的兴奋方面不足：菟丝子、沙苑子。

12）呕吐，阴血虚证——生命物质不足/生殖物质不足/组织兴奋性的抑制方面不足：当归、白芍、枸杞、墨旱莲、女贞子。

13）呕吐，虚脱衰弱：山茱萸、五味子。

传统中医的这一类组方有很多，治疗各有侧重，如：

半夏泻心汤，用于胃肠炎……

生姜泻心汤，用于呕吐清水……

甘草泻心汤，用于虚弱呕吐……

黄连汤，用于毒血症呕吐

清络饮，用于中暑呕吐……

新加香薷饮，用于夏暑热天着凉，阴暑呕吐……

平胃散，用于胃炎，胃动力不足……

藿香正气散，用于胃肠外感呕吐……

紫金锭，有毒，用于急性胃肠痉挛，呕吐……

4. 催吐药骨干（慎用，猛烈致命）：白芥子、蟾酥（毒）、常山、瓜蒂（毒）、胆矾（毒）、藜芦（毒）、樟脑（大量）——实在没有西医药治疗措施的条件时，只选一两味，小量谨慎用！

传统中医的这一类组方有很多，治疗各有侧重，如：

瓜蒂散，用于黄疸型肝炎，易中毒！

救济稀涎散，用于中毒昏迷。

盐汤探吐方，用于食入毒物。

5. 积滞胀满方骨干：沉香、乌药、人参、槟榔、鸡内金、山楂、麦芽、神曲，用于胃肠动力不足，可配合多潘立酮……

加减：依据兼证取舍，上方有者可加量，上方无者可加味。

1）胃肠蠕动弱，表证——微生物致病或风湿免疫病早期及局部未扩散状态：紫苏、生姜、胡荽。

2）胃肠蠕动弱，毒盛——毒血症：熊胆、橄榄。

3）胃肠蠕动弱，寒凝——产能不足/热能输布不足：砂仁、白豆蔻、草豆蔻、草果、丁香、小茴香、高良姜。

4）胃肠蠕动弱，气滞——微细物质循行不畅/情绪感情不能畅快表达:青皮、木香、乌药、沉香、川楝子、香橼、大腹皮。

5)胃肠蠕动弱,食积:山楂、神曲、麦芽、谷芽、莱菔子、鸡内金。

6)胃肠蠕动弱,淤血——血流循行不畅/血栓/梗死/丧失正常功能之血液:没药、代赭石。

7)胃肠蠕动弱,烦躁——各种因素导致中枢神经缺氧缺血抑制安静不足:天麻、麦冬、石斛。

8)胃肠蠕动弱,慢性病:肉豆蔻、桑螵蛸。

传统中医的这一类组方有很多,治疗各有侧重,如:

四逆散,用于结肠炎,气、末梢循环不良……

逍遥散,用于内分泌失调、神经紊乱……

痛泻要方,用于结肠炎,痛。

越鞠丸,用于消化不良……

金铃子散,用于胃肠神经官能症……

半夏厚朴汤,用于慢性咽炎、慢支、神经官能症……

枳实薤白桂枝汤,用于心绞痛、胆胃病、胸膜炎……

橘核丸,用于睾丸病……

天台乌药散,用于疝……

暖肝煎,用于疝……

厚朴温中汤,用于胃动力不足,胃炎……

四磨汤,用于胃病,堵塞……

旋覆代赭汤,用于胃病,堵,呃逆……

橘皮竹茹汤,用于膈肌痉挛……

丁香柿蒂汤,用于膈肌痉挛……

6. **胃痛骨干方**:瓦楞子、珍珠母、海螵蛸、川椒、元胡、黄连、吴茱萸、丹参、乌药、百合、白芍、神曲、浙贝母。用于一切胃痛,可合用奥美拉唑、西咪替丁、山莨菪碱。

加减:依据兼证取舍,上方有者可加量,上方无者可加味。

1)胃痛,胃酸过多:厚朴、砂仁、川贝母、瓦楞子、珍珠母、甘草、海螵蛸、党参、麦冬、苍术、滑石。

2)胃痛,气滞——微细物质循行不畅/情绪感情不能畅快表达:柴胡、枳实、甘草、川楝子、檀香、沉香、高良姜、香附。

3)胃痛,出血、糜烂:三七、白芨、蒲黄炭。

4）胃痛，淤血——血流循行不畅/血栓/梗死/丧失正常功能之血液：蒲黄、五灵脂、三七、刺猬皮、九香虫、砂仁、檀香、沉香。

5）胃痛，痰证：呼吸道分泌物增多/体液浓缩成为黏稠物滞留于机体内某些部位如脑、脊髓、皮肤、肌肉等成为囊肿、水疱、硬化等等：黄连、半夏、瓜蒌。

6）胃痛，食积——麦芽、山楂、半夏、连翘、莱菔子、茯苓、陈皮、高良姜、香附。

7）胃痛，消化道痰水证——体液在胃肠代谢失调：半夏、茯苓、泽泻。

8）胃痛，寒凝——产能不足/热能输布不足：甘草、人参、白术、干姜、高良姜、香附。

9）胃痛，有邪——机体有微生物侵害或有了异常质/异常量的物质：黄芩、黄连、人参、甘草、大枣、半夏、生姜。

10）胃痛，便秘：黄、黄芩、黄连、郁李仁。

11）胃痛，蛔虫：乌梅丸：附子、桂枝、细辛、干姜、人参、蜀椒、当归、黄柏、黄连、乌梅。小心梗阻和穿孔！

12）胃痛，气虚——免疫能力不足/代谢缓慢少气乏力胃下垂：生黄芪、白术、陈皮、升麻、柴胡、人参、甘草、当归。

13）胃痛，气虚——免疫能力不足/代谢缓慢少气乏力：黄芪、白芍、桂枝、甘草、生姜、大枣。

14）胃痛，阴虚——产热强于散热/生长营养不足/性抑制机能减退/生殖物质不足/生命物质不足/酯类异化代谢强于同化代谢/组织兴奋性的抑制方面不足：百合、玉竹、黄精、麦冬、石斛、生地。

15）胃痛，阳虚——产热弱于散热/生长动力不足/性兴奋机能减退/生殖功能不足/生命能力不足/激动力不足/组织兴奋性的兴奋方面不足：山药、茯苓、黄芪、干姜、大枣、补骨脂、肉桂、五味子、吴茱萸。

16）胃痛，胆囊异常：金虎佛香滑石汤（徐氏方）：金钱草、虎杖、佛手、香橼、滑石、金银花、连翘。这一胃痛，其实不属于胃痛疾病范畴，一旦出现发热、黄疸最容易酿成大祸，及早手术为上策。

17）胃痛，阑尾炎：大黄、芒硝、厚朴、枳实、莱菔子、赤芍、桃仁。这一胃痛，其实不属于胃痛疾病范畴，最容易小病酿成大祸，及早手术为上策。

18）胃痛，胰腺炎：大黄、金钱草、芒硝、金银花、连翘、枳实。这一胃痛,其实不属于胃痛疾病范畴,最容易酿成大祸,及早住院依靠西医治疗为上策。

19)胃痛,萎缩性胃炎:沙参、枸杞子、当归、生地、川楝子、麦冬。

20)胃痛,胆胃不和:金钱草、虎杖、佛手、香橼、滑石、珍珠母、海蛸、川贝母、厚朴、黄连、吴茱萸、大黄、鸡内金、三仙。用于胆汁反流性胃炎。

7. 泻下方骨干:大黄、芒硝、当归、玄参、麦冬、火麻仁、甘草、郁李仁。用于各种病症出现以大便不畅为主要症状的情况。

加减:依据兼证取舍,上方有者可加量,上方无者可加味。

1)便秘,毒盛——毒血症:栀子、胖大海。

2)便秘,梗阻:大黄、芒硝、番泻叶、芦荟。

3)秘便,大便结块:火麻仁、郁李仁。

4)秘便,水肿:甘遂(毒)/京大戟(毒)/芫花(毒)/商陆(毒)/牵牛子(毒)/巴豆(毒)/千金子(毒)。权衡利弊,谨慎使用!

5)便秘,痰证——呼吸道分泌物增多/体液浓缩成为黏稠物滞留于机体内某些部位如脑、脊髓、皮肤、肌肉等成为囊肿、水疱、硬化等等:瓜蒌、礞石、杏仁、桑白皮。

6)便秘,烦躁——各种因素导致中枢神经缺氧缺血抑制安静不足:柏子仁、代赭石。

7)便秘,阴血虚证——生命物质不足/生殖物质不足/组织兴奋性的抑制方面不足:当归、玄参、麦冬。

8)便秘,阳虚——产热弱于散热/生长动力不足/性兴奋机能减退/生殖功能不足/生命能力不足/激动力不足/组织兴奋性的兴奋方面不足:肉苁蓉、葫芦巴、玉竹、黑芝麻。

9)便秘,其他:硫黄(毒)、轻粉(剧毒)。

传统中医的这一类组方有很多,治疗各有侧重,如:

黄连解毒汤,用于毒邪感染便秘……

凉膈散,用于外感便秘……

防风通圣丸,用于感染、便秘、瘙痒……

石膏汤,用于乙脑、流脑便秘……

大承气汤,用于肠梗阻便闭,急腹症便闭……

大陷胸汤,用于腹膜炎、胰腺炎便秘……

十枣汤,用于胸水、腹水、心包积水便秘……

大黄附子细辛汤,用于胆结石、肾结石、感染便秘……

温脾汤,用于结肠炎、克罗恩、便秘……

三物备急丸,用于急性胃痉挛、急性胃扩张便秘……

麻子仁丸,用于习惯性便秘、胃肠动力不足便秘……

济川煎,用于老年体虚、产后阴虚、血虚便秘……

舟车丸,用于重度水肿、便秘……

疏凿饮子,用于心衰、水肿、便秘……

新加黄龙汤,用于失血、脱水后便秘……

增液承气汤,用于结肠炎便秘……

大柴胡汤,用于胆囊炎、胃炎、胰腺炎便秘……

增液汤,用于肠燥便秘……

8. 止泻方骨干:车前子、滑石、丁香、川椒、高良姜、木香、地榆、浙贝母、诃子、金樱子、山药、黄连、枸杞。用于各种病症出现大便泻下为主要痛苦症状的情况。加用蒙脱石散、活性炭……脱水必须补液,结核性泻下必须用抗痨药。

加减:依据兼证取舍,上方有者可加量,上方无者可加味。

1)泻泄,表证——微生物致病或风湿免疫病早期及局部未扩散状态:藁本、白芷、细辛、薄荷、葛根。

2)泻泄,血热——微生物致病或风湿免疫病影响血液的状态:赤芍、紫草。

3)泻泄,风湿痹证——微生物致病或风湿免疫病以骨、关节、肌肉、血管、肌腱、筋膜、腱膜等等病变为主:徐长卿、秦艽、木瓜。加用柳氮磺吡啶。

4)泻泄,寒凝——产能不足/热能输布不足:藿香、厚朴、肉桂。

5)泻泄,气滞——微细物质循行不畅/情绪感情不能畅快表达:枳实、香附、乌药、沉香、佛手。

6)泻泄,出血:大蓟。

7)泻泄,淤血——血流循行不畅/血栓/梗死/丧失正常功能之血液:川芎。

8)泻泄,痰证——呼吸道分泌物增多/体液浓缩成为黏稠物滞留于机体内某些部位如脑、脊髓、皮肤、肌肉等成为囊肿、水疱、硬化等等:桔梗、川贝母、款冬花。

9)泻泄,烦躁——各种因素导致中枢神经缺氧缺血抑制安静不足:石决明、珍珠母、钩藤。

10)泻泄,气虚——免疫能力不足/代谢缓慢:山药、红景天、甘草、益智仁、葫芦巴。

11)泻泄,滑脱——慢性病衰弱:白芍、乌梅、罂粟壳(毒)、诃子、五倍子。

传统中医的这一类组方有很多,治疗各有侧重,如:

理中丸,用于肠炎,胃动力不足,消化不良……

吴茱萸汤,用于呕吐、泻下……

大建中汤,用于胃肠功能紊乱,痉挛、吐泻……

连朴饮,用于肠道外感泻下……

蚕失汤,用于肠道感染,泻下、脱水……

六一散,用于暑湿泻下……

益元散,用于暑湿泻下……

碧玉散,用于暑湿泻下……

鸡苏散,用于暑湿泻下……

桂苓甘露饮,用于糖尿病,中暑,呕吐泻下……

清暑益气汤,用于中暑泻下……

真人养脏汤,用于久泻……

四神丸,用于结肠炎五更泻……

桃花汤,用于结肠炎泄泻……

保和丸,用于食积便秘/泻下……

枳实导滞丸,用于肠病,胀满便秘/泻下……

木香槟榔丸,用于肠病,胀满,便秘/下痢……

枳术丸,用于积滞便秘/泻下……

健脾丸,用于消化不良,便秘/泻下……

枳实消痞丸,用于食少,虚,堵塞便秘/泻下……

五积散,用于急性胃肠炎泻下……

9. 溃疡泛酸方骨干:厚朴、砂仁、元胡、川贝母、瓦楞子、珍珠母、甘草、海螵蛸、党参、麦冬、苍术、滑石、川椒、黄连。用于胃溃疡。

加减:依据兼证取舍,上方有者可加量,上方无者可加味。

1)溃疡,毒盛——毒血症:知母、黄连、蒲公英、赤芍。

2）溃疡,大便秘结:大黄、芦荟。

3）溃疡,水湿——水肿、尿路感染、带下、积液积水、渗出为主的炎症:独活、苍术、厚朴、砂仁、茯苓。

4）溃疡,寒凝——产能不足/热能输布不足:附子、肉桂、吴茱萸、丁香、小茴香、荜拨/荜澄茄。

5）溃疡,气滞——微细物质循行不畅/情绪感情不能畅快表达:陈皮、枳实、木香、地榆、炮姜。

6）溃疡,淤血——血流循行不畅/血栓/梗死/丧失正常功能之血液:乳香(抗阿司匹林、保泰松、利舍平的胃损伤)。

7）溃疡,消化道痰水证——体液在胃肠代谢失调:半夏、前胡、桔梗、浙贝母。

8）溃疡,烦躁——各种因素导致中枢神经缺氧缺血抑制安静不足:灵芝、珍珠母、苏合香。

9）溃疡,气虚——免疫能力不足/代谢缓慢:党参、绞股蓝、甘草、鹿茸、益智仁、海螵蛸。

10. 吸附毒素方骨干:赤石脂、滑石。用于食入胃肠道毒素的吸附。

11. 健胃促食方骨干:桂枝、淡豆豉、龙胆草、藿香、厚朴、白豆蔻、吴茱萸、胡椒、石菖蒲、益智仁、龙眼肉、肉豆蔻。用于食欲减退。

12. 保肝方骨干:柴胡、黄芩、厚朴、泽泻、川椒、三七、丹参、当归、白芍、女贞子、五味子、茯苓、甘草。用于一切肝病。

治疗肝病坚持的治疗原则:①三保:保肝、保肾、保脑;②三利:利胆、利大便、利小便;③三防:防出血、防电解质紊乱、防感染。对于病毒感染者,要规律使用阿德福韦酯/恩替卡韦。酒精性肝病患者,必须禁酒。

加减:依据兼证取舍,上方有者可加量,上方无者可加味。

1）肝坏死,毒血症:茵陈、连翘、败酱草、白毛夏枯草、姜黄。

2）肝受损,少阳——微生物致病或风湿免疫病涉及胆红素代谢和胆囊的状态:生姜、金钱草、大黄、栀子、姜黄、黄连。

3）肝受损,气分——微生物致病或风湿免疫病非早期及非局部高热等临床症状明显状态:栀子、龙胆草、连翘、大青叶、青黛、贯众、山豆根、橄榄、茵陈、败酱草、白毛夏枯草、黄连、黄柏、金钱草、大黄、半边莲、乌药、仙鹤草、大蒜,选用5～7味。

4）肝受损,血分——微生物致病或风湿免疫病影响血液的状态:生地、赤芍、大黄、芦荟。

5）肝受损，水湿——水肿、尿路感染、带下、积液积水、渗出为主的炎症：蚕沙、木瓜、路路通、苍术、猪苓、茵陈、虎杖、白毛夏枯草、金钱草、白术、白茅根、半边莲，选用 5～7 味。

6）肝受损，寒凝——产能不足／热能输布不足：干姜、吴茱萸、川椒。

7）肝受损，气滞——微细物质循行不畅／情绪感情不能畅快表达：乌药、荔枝核、麦芽。

8）肝受损，出血：栀子、大黄、半边莲、白茅根、仙鹤草、牛西西、连翘。

9）肝受损，淤血——血流循行不畅／血栓／梗死／丧失正常功能之血液：郁金、虻虫、旋覆花、鳖甲、茵陈、乌药。

10）肝受损，烦躁——各种因素导致中枢神经缺氧缺血抑制安静不足：灵芝、石决明、珍珠母、牛黄、钩藤。

11）肝受损，气虚——免疫能力不足／代谢缓慢：西洋参、黄芪、刺五加、绞股蓝、红景天、大枣；升蛋白：白术、鳖甲、人参；升白细胞：白毛夏枯草、白术；升血小板：大黄、三七、牛西西。

12）肝受损，阳虚——产热弱于散热／生长动力不足／性兴奋机能减退／生殖功能不足／生命能力不足／激动力不足／组织兴奋性的兴奋方面不足：菟丝子、沙苑子。

13）肝受损，阴血虚证——生命物质不足／生殖物质不足／组织兴奋性的抑制方面不足：枸杞、银耳、墨旱莲。

14）肝受损，滑脱——慢性病衰弱：山茱萸、五味子。

15）肝受损，外用：瓜蒂（毒）、大蒜。

16）肝病早期用药：茵陈、连翘、败酱草、白毛夏枯草、姜黄、黄连、金钱草、大黄、白术、白茅根、半边莲。

17）肝病中期用药：茵陈、栀子、金钱草、乌药。

18）肝病晚期用药：白毛夏枯草、栀子、黄柏、大黄、白术、白茅根、半边莲、乌药、仙鹤草、牛西西、大蒜、鳖甲、人参。

13. 降酶方骨干：龙胆草、败酱草、女贞子、五味子、当归、茯苓，用于ALT 增高。

14. 降血胆红素方骨干：栀子、大黄、威灵仙、玉米须、萹蓄、海金沙。用于胆红素增高。

15. 肝硬化方骨干：鳖甲、郁金、丹参、旋覆花、白茅根、蚕沙、木瓜、苍术、茯苓、猪苓、茵陈、虎杖、乌药、荔枝核、麦芽、三七。用于各种原因所致的肝硬化。

传统中医的这一类组方有很多,治疗各有侧重,如:

鳖甲煎丸,用于肝大、脾大,肝硬化……

茵陈蒿汤,用于黄疸……

栀子柏皮汤,用于发热黄疸……

茵陈四逆汤,用于怕冷不发热黄疸……

三仁汤,用于乙肝、伤寒……

藿朴夏苓汤,用于泻下黄疸……

黄芩滑石汤,用于便秘黄疸……

甘露消毒丹,用于肝炎发热黄疸……

16. 利胆方骨干:枳实、香附、金钱草、虎杖、佛手、香橼、滑石、郁金、黄连、芒硝、柴胡、生姜。用于胆囊炎、胆石症、单纯性胰腺炎。一旦出现黄疸、腹痛、发热三联症,要住院配合抗生素甚至手术治疗。

加减:依据兼证取舍,上方有者可加量,上方无者可加味。

1)胆郁,气分——微生物致病或风湿免疫病非早期及非局部高热等临床症状明显状态:石膏、熊胆、栀子、密蒙花。

2)胆郁,毒盛——毒血症:黄芩、黄柏、龙胆草、穿心莲、半边莲、胡黄连。

3)胆郁,水湿——水肿、尿路感染、带下、积液积水、渗出为主的炎症:茵陈、金钱草、虎杖。

4)胆郁,寒凝——产能不足/热能输布不足:肉桂、干姜、小茴香。

5)胆郁,气滞——微细物质循行不畅/情绪感情不能畅快表达:陈皮、青皮、枳实、木香、香附、沉香、川楝子、玫瑰花、苦楝皮(毒)。

6)胆郁,出血:小蓟、蒲黄、艾叶。

7)胆郁,淤血——血流循行不畅/血栓/梗死/丧失正常功能之血液:郁金、姜黄。

8)胆郁,烦躁——各种因素导致中枢神经缺氧缺血抑制安静不足:牛黄。

9)胆郁,蛔虫:乌梅。

第十五节　影响泌尿的组方及加减用药法

1. 尿痛方骨干：萹蓄、瞿麦、黄芩、黄连、龙胆草、石韦、通草、连翘、蚤休、车前子、滑石、当归、生地、泽泻。用于尿路感染、生殖道感染、盆腔感染……

加用沙星类、硝唑类、磷霉素、氨基甙类、抗真菌类抗生素。

加减：依据病证变化取舍，上方有者可加量，上方无者可加味。

2）尿痛，毒血症：柴胡、茵陈、大黄、马齿苋。

3）尿痛，尿少：鸡内金、冬葵子、金钱草、路路通。

4）尿痛，排尿不畅：乌药、预知子、穿山甲。

5）尿痛，尿血：牛膝、蒲黄、虎杖、王不留行。

6）尿痛，虚弱：人参、西洋参、茯苓。

传统中医的这一类组方有很多，治疗各有侧重，如：

八正散，用于泌尿系感染……

五淋散，用于孕妇泌尿系感染……

2. 排钾排钠药物：苍术、茯苓、瞿麦、海金沙、石韦、金钱草、虎杖。慎用于低血钾患者。

3. 升钾方骨干：马齿苋、仙茅、杏仁、龙眼肉、牛蒡子、大枣、山药、菠菜。用于低血钾患者

4. 遗尿方骨干：人参、益智仁、桑螵蛸、五加皮。用于小儿排尿机制发育不良的遗尿。

缩泉丸，用于遗尿……

5. 排石方骨干：车前子、海金沙、冬葵子、金钱草、虎杖、陈皮、绞股蓝、佛手、香橼、滑石、鸡内金。用于尿路结石。结石大于0.8cm或用药效果不佳时要碎石或取石。防止尿路感染加用沙星类、头孢类、磷霉素类抗生素。

加减：依据兼证取舍，上方有者可加量，上方无者可加味。

1）尿路结石，气分——微生物致病或风湿免疫病非早期及非局部高热等临床症状明显状态：石膏、知母、淡竹叶、决明子。

2）尿路结石，毒血症：黄柏、龙胆草、苦参、连翘、鱼腥草、半边莲、半枝莲、土茯苓、马齿苋、秦皮。

3）尿路结石,血分——微生物致病或风湿免疫病影响血液的状态:生地、牡丹皮、白薇。

4）尿路结石,便秘:大黄、芒硝。

6. 抗尿蛋白方骨干:羚羊角、川芎、黄芪、淫羊藿、丹参、当归、红花、牛膝、石苇、续断、雷公藤(毒)、益母草。

可加用泼尼松。

加减:依据兼证取舍,上方有者可加量,上方无者可加味。

1）尿蛋白,表证——微生物致病或风湿免疫病早期及局部未扩散状态:紫苏、羌活、辛夷、蝉蜕、薄荷。

2）尿蛋白,毒盛——毒血症:熊胆、黄芩、苦参、牡丹皮。

2）尿蛋白,痹证——微生物致病或风湿免疫病以骨、关节、肌肉、血管、肌腱、筋膜、腱膜等等病变为主:徐长卿、威灵仙、秦艽、穿山龙、地肤子、金钱草、玉米须、石苇。

3）尿蛋白,寒凝——产能不足/热能输布不足:荜澄茄、山柰、乌药、佛手、枳实、甘松。

4）尿蛋白,痰证——呼吸道分泌物增多:前胡、桔梗、百部、白果。

5）尿蛋白,虚弱:甘草、大枣、紫河车、北沙参、百合、熟地、续断、淫羊藿、灵芝。

6）尿蛋白,淤血——血流循行不畅/血栓/梗死/丧失正常功能之血液:丹参、水蛭、红花、牛膝、川芎、当归。

7. 利水方骨干:泽泻、茯苓、冬瓜皮、玉米须、葫芦、车前子、通草、地肤子、海金沙、石苇、金钱草、虎杖、滑石、鸡内金。用于心性肾性肝性的各种水肿、胸水、腹水。

有感染就加用抗生素,有肾衰视情况进行透析,胸水、腹水、心包积液、关节腔积液视情况可以负压引流抽水。

加减:依据兼证取舍,上方有者可加量,上方无者可加味。

1）水肿,表证——微生物致病或风湿免疫病早期及局部未扩散状态:麻黄、桂枝、葱白、牛蒡子、浮萍、木贼。

2）水肿,气分——微生物致病或风湿免疫病非早期及非局部高热等临床症状明显状态:石膏、知母、淡竹叶、决明子、密蒙花。

3）水肿,毒盛——毒血症:黄柏、龙胆草、苦参、连翘、鱼腥草、半边莲、半枝莲、土茯苓、马齿苋、秦皮、射干、胖大海。

4）水肿，血分——微生物致病或风湿免疫病影响血液的状态：生地、牡丹皮、白薇。

5）水肿，高度水肿：芫花（毒）/商陆（毒）/防己、葶苈子。

6）水肿，痹证——微生物致病或风湿免疫病以骨、关节、肌肉、血管、肌腱、筋膜、腱膜等等病变为主：秦艽、桑枝、伸筋草、穿山龙。

7）水肿，气滞——微细物质循行不畅/情绪感情不能畅快表达：木香、山楂、芒硝。

8）水肿，出血：大蓟、益母草（改善肾功能）。

9）水肿，淤血——血流循行不畅/血栓/梗死/丧失正常功能之血液：穿山甲（治前列腺加用浙贝母）。

10）水肿，痰证——呼吸道分泌物增多/体液浓缩成为黏稠物滞留于机体内某些部位如脑、脊髓、皮肤、肌肉等成为囊肿、水疱、硬化等等：旋覆花、紫菀、桑白皮。

11）水肿，烦躁——各种因素导致中枢神经缺氧缺血抑制安静不足：远志、蒺藜、罗布麻、地龙。

12）水肿，气虚——免疫能力不足/代谢缓慢：西洋参、黄芪、白术。

13）水肿，阳虚——西医的产热弱于散热/生长动力不足/性兴奋机能减退/生殖功能不足/生命能力不足/激动力不足/组织兴奋性的兴奋方面不足阳虚：鹿茸、沙苑子、杜仲。

14）水肿，其他：蜂房、大蒜、蝼蛄。

传统中医的这一类组方有很多，治疗各有侧重，如：

十枣汤，用于胸水、腹水、心包水……

舟车丸，用于重度水肿……

疏凿饮子，用于心衰水肿……

五苓散，用于水肿……

四苓散，用于水肿……

茵陈五苓散，用于水肿黄疸……

胃苓汤，用于呕吐痰涎……

猪苓汤，用于外感，水肿……

防己黄芪汤，用于风水……

五皮散，用于心衰、妊娠水肿、特发性水肿、甲减水肿……

苓桂术甘汤，用于慢支心衰水肿……

真武汤,用于心衰水肿……

实脾散,用于心衰水肿、腹水……

萆薢分清饮,用于前列腺炎、尿崩症……

鸡鸣散,用于 B_1 缺乏水肿……

8. 尿毒症禁忌:

(1)禁用胶类、动物药;

(2)禁用二陈汤;

(3)禁用参附汤;

(4)慎用大黄!

9. 尿毒症相对安全用药:红参、别直参、黄芪、当归、白芍、枳壳、枳实、杜仲、枸杞、沙苑子、谷芽、黄连、竹茹、麦芽、熟地、大腹皮、生地。

第十六节　影响生殖的组方及加减用药法

1. 促进男女生殖方骨干:五加皮、附子、人参、鹿茸/鹿角胶、紫河车、蛇床子、香附、红景天。

传统中医的这一类组方有很多,治疗各有侧重,如:

龟鹿二仙胶,用于精卵不足……

五子衍宗丸,用于精子量少……

六味地黄丸,用于激素不足、精力不足……

2. 促进男性生殖方骨干:五加皮、人参、山药、鹿茸/鹿角胶、巴戟天、仙茅、海狗肾/海马、冬虫夏草、蛤蚧、韭菜子、蛇床子。

传统中医的这一类组方有很多,治疗各有侧重,如:

肾气丸,用于激素不足、水肿……

右归丸,用于激素不足……

金锁固精丸,用于遗精……

桑螵蛸散,用于失眠、生殖力不足……

3. 促进女性生殖方骨干:小茴香、香附、鹿茸、补骨脂、紫河车、蛤蚧、菟丝子、百合、红景天、蛇床子。

传统中医的这一类组方有很多,治疗各有侧重,如:

养精种玉汤,精不足……

左归饮,激素不足、精气亏虚……

大补阴丸,精不足、更年期……

二至丸,营养不良、冷静不足……

麦门冬汤,阴虚,慢性咽炎……

4. 安胎药骨干:补骨脂、菟丝子、续断、五味子、桑寄生、杜仲、白术、砂仁、黄芩、苎麻根。

传统中医的这一类组方:

泰山磐石散,用于孕胎,虚弱、胎动不安……

寿胎丸,用于孕胎,腰痛、胎动不安……

5. 通经方骨干:熟地、香附、桃仁、穿山甲、红花、当归、川芎、赤芍。用于闭经。

加减:依据兼证取舍,上方有者可加量,上方无者可加味。

1)淤血——血流循行不畅/血栓/梗死/丧失正常功能之血液:山楂、益母草、牛膝、鸡血藤、王不留行、虻虫、姜黄。

2)痰证——体液浓缩成为黏稠物滞留于机体内某些部位如脑、脊髓、卵巢等成为囊肿、水疱、硬化等等:皂刺、酸枣仁、远志、合欢皮。

3)阳亢——神经体液调节失调血压增高、组织兴奋性的兴奋方面过强:钩藤、地龙、麝香、龟板。

4)中医的阳虚——产热弱于散热/生殖功能不足/激动力不足/组织兴奋性的兴奋方面不足:五加皮、人参、山药、鹿茸/鹿角胶、巴戟天、仙茅、海狗肾/海马、冬虫夏草、蛤蚧、韭菜子、蛇床子。

5)中医的阴虚——产热强于散热/生长营养不足/生殖物质不足/生命物质不足/组织兴奋性的抑制方面不足:小茴香、香附、鹿茸、补骨脂、紫河车、蛤蚧、菟丝子、百合、红景天、蛇床子。

6. 痛经方骨干:当归、川芎、没药、三七、元胡、郁金、乳香、白芍、甘草。

加减:依据兼证取舍,上方有者可加量,上方无者可加味。

1)淤血,膜样痛经:桃仁、红花、赤芍、熟地、穿山甲、香附。

2)气逆,经行呕吐痛经:芦根、法半夏、生姜、吴茱萸、川椒、香附、连翘、黄连、滑石。

3)正虚,虚弱痛经:红参、鹿茸/鹿角胶、肉苁蓉、甘草。

4)痰湿,肥人痛经:川贝母、泽泻、法夏、香附、三仙、僵蚕。

5)寒凝,怕冷体温不高痛经:干姜、小茴香、附子、香附。

7. 止经方骨干：菟丝子、桑寄生、杜仲、白术、三七、墨旱莲、茜草、大蓟、红参、麦冬、五味子、龟板、续断。用于月经过多。

加减：依据兼证取舍，上方有者可加量，上方无者可加味。

1）子宫收缩不良——砂仁、苎麻根、三七、墨旱莲、地榆、茜草、大蓟、蒲黄。

2）血热——桑寄生、黄芩、地榆、蚕沙、蒲黄、藕节、大蓟、龟板。

3）气虚——白术、砂仁、红参、麦冬、五味子、小茴香。

4）血淤——续断、黄芩、三七、蒲黄。

5）阳亢——桑寄生、杜仲、黄芩、蚕沙、蒲黄、茜草、龟板。

6）肾虚——补骨脂、菟丝子、续断、桑寄生、杜仲、苎麻根、龟板、小茴香。

传统中医的这一类组方有很多，治疗各有侧重，如：

固经丸，用于经多……

震灵丹，用于经多、精遗……

8. 崩漏的诊疗

【概述】崩漏是一种妇女月经周期完全丧失规律且行经期过长的病症，以经血淋漓滴下或汹涌而出交互出现为特征，属妇科难症之一。气虚、阴虚、阳虚、湿热、肝火、虚热、淤血是崩漏的常见征候。虚、热、瘀是崩漏病的总机。

肾（阴、阳、精、气）、肝（气、阳、血、阴）、脾、心、气、血是崩漏病的关键。肾气—天癸—脉（任、冲、胞脉、胞络）—宫（子宫）—经（月经），是崩漏病的环节！气虚、阴虚、阳虚、湿热、肝火、虚热、淤血是崩漏病的常见类型。

【诊断】

1）月经周期紊乱；

2）行经期超过 7 天；

3）经血淋漓滴下或汹涌而出交互出现；

4）月经量时多时少，总量超过平素行经量的两倍；

5）排除流产、宫外孕、子宫肌瘤、癌瘤、全身性疾病、外伤等器质性疾病。

【治疗】总分两步（结合了塞流、澄源、复旧三法）。

第一步：止血、固气遏制出血。方用：菟丝子、桑寄生、杜仲、白术、三

七、墨旱莲、茜草、大蓟、红参、麦冬、五味子、龟板、续断，每日 1 剂，血止停用。

加减：

1）止血药：藕节炭、海螵蛸、茜草炭、大黄炭、黄芩炭、十灰散、血余炭、妇科止血灵、宫血宁；

2）固气药：人参、麦冬、山萸、山药、附子。

若出血量大，服药疗效不佳，或亡血亡阴亡阳病情危重，就需要输血抢救，成人可以考虑切除子宫。

第二步：血止治本。

弄清四点：

1）弄清月经周期，确定通经、补阴、促排卵、壮阳；

2）弄清年龄，确定肾、肝、脾的侧重；

3）弄清体质，确定阴、阳、气、血、寒、凉、温、热；

4）弄清刻诊，确定基本治法，这一条是主体。

分期调治法

1）行经期（月经周期第 1～5 天）——通经养血

菟丝子、熟地、香附、桃仁、穿山甲、红花、当归、川芎、赤芍。3～5剂。

2）排卵前期（增生期第 3～14 天）——补阴荣冲

麦冬、北沙参、白芍、熟地、生地、龟板、鳖甲、玉竹、百合、水牛角、黄精、香附、紫河车、小茴香、红景天、寸云、乌鸡一只。10 剂。

3）排卵期（月经周期第 13～15 天）——促卵生精

香附、桃仁、鹿茸、肉苁蓉、紫河车、红参、菟丝子、小茴香、红景天、丹参、熟地、山茱萸、枸杞子、制首乌、茺蔚子、当归、川芎、仙灵脾。3 剂。

4）排卵后期（分泌期第 14～28 天）——壮阳益督

附子、蛇床子、巴戟、紫河车、鹿茸、枸杞子、菟丝子、肉苁蓉、小茴香、红景天、补骨脂、香附、当归、熟地、杜仲。10 剂。

此方法往往因为患者的因素而难以实行。

9. 止带方骨干：荆芥、防风、苍术、白术、车前子、薏苡仁、黄柏、椿皮、芡实。用于以阴道排出液体过多为主要痛苦的一切病症。

加减：依据兼证取舍，上方有者可加量，上方无者可加味。

带下，瘙痒、乳白色黏稠、豆渣样，真菌感染：黄芩、黄连、白癣皮、金银花、连翘、白蔹,加用克霉唑栓/达克宁栓。

2)带下,少阳——微生物致病或风湿免疫病涉及胆红素代谢和胆囊的状态:柴胡、升麻。

3)带下,毒盛——毒血症:知母、熊胆、龙胆草、蚤休、半边莲、半枝莲、马齿苋、秦皮、铁苋、黄芩、黄连、黄柏、苦参、金银花、连翘、大青叶、板蓝根、青黛、三丫苦、蒲公英、野菊花、千里光、四季青、鱼腥草、穿心莲、土茯苓、白头翁、地锦草,从中选5~7味。

4)带下,血分——微生物致病或风湿免疫病影响血液的状态:水牛角、胡黄连、牡丹皮、紫草、地骨皮。

5)带下,便秘:大黄、芫花(毒)/商陆(毒)

6)带下,风湿痹证——微生物致病或风湿免疫病以骨、关节、肌肉、血管、肌腱、筋膜、腱膜等等病变为主如赖特综合征、贝赫切特病:独活、蚕沙、雷公藤(毒)、两面针、威灵仙、木瓜、豨莶草、徐长卿、秦艽、络石藤、穿山龙、五加皮、鹿衔草,选5~7味。

7)带下,湿浊水湿——水肿、尿路感染、带下、积液积水、渗出为主的炎症:藿香、厚朴、草果、白豆蔻、草豆蔻。

8)带下,水肿:薏苡仁、车前子、萹蓄、石韦、萆薢、金钱草、虎杖、瞿麦、赤小豆、海金沙。

9)带下,寒凝——产能不足/热能输布不足:肉桂、吴茱萸、丁香、九香虫、川椒。

10)带下,食积:山楂、莱菔子。

11)带下,气滞——微细物质循行不畅/情绪感情不能畅快表达:小茴香、荜拨、陈皮、木香、香附、乌药、檀香、川楝子、荜澄茄、沉香、薤白,从中选5~7味。

12)带下,出血:茜草、蒲黄、五灵脂、白芨、仙鹤草、紫珠、血余炭、艾叶、大蓟、地榆、侧柏叶、白茅根、三七,从中选5~7味。

13)带下,淤血——血流循行不畅/血栓/梗死/丧失正常功能之血液:川芎、丹参、苏木、莪术。

14)带下,痰证——呼吸道分泌物增多/体液浓缩成为黏稠物滞留于机体内某些部位如脑、脊髓、皮肤、肌肉等成为囊肿、水疱、硬化等等:白附子(毒)、皂刺、旋覆花、竹茹、百部、葶苈子、白果(毒)、远志、川贝母、紫菀,从中选5~7味。

15）带下，烦躁——各种因素导致中枢神经缺氧缺血抑制安静不足：灵芝、牛黄、地龙、全蝎、石决明、蒺藜、僵蚕。

16）带下，气虚——免疫能力不足/代谢缓慢：人参、党参、黄芪、刺五加、绞股蓝、甘草。

17）带下，阳虚——产热弱于散热/生长动力不足/性兴奋机能减退/生殖功能不足/生命能力不足/激动力不足/组织兴奋性的兴奋方面不足：补骨脂、冬虫夏草、菟丝子、续断。

18）带下，血虚——贫血/器官缺血/血质异常不能完成应有机能：当归、熟地、白芍、何首乌。

19）带下，阴虚——产热强于散热/生长营养不足/性抑制机能减退/生殖物质不足/生命物质不足/酯类异化代谢强于同化代谢/组织兴奋性的抑制方面不足：麦冬、天冬、玉竹、黄精、墨旱莲、女贞子。

20）带下，滑脱——慢性病衰弱：五味子、乌梅、肉豆蔻、山茱萸、金樱子、诃子、石榴皮。

21）带下，外用洗剂，禁止口服：石榴皮、五倍子、胆矾（毒）、硼砂。

传统中医的这一类组方有很多，治疗各有侧重，如：

完带汤，用于宫颈炎、阴道炎……

易黄汤，用于细菌性宫颈炎、阴道炎……

10．回乳方骨干：一日麦芽150g以上水煎服。

11．乳少方骨干：通草、续断、葫芦巴、紫河车、蛇床子、穿山甲、王不留行、路路通、香附。有卓效。

12．前列腺肿方骨干：穿山甲、川贝母、金钱草、香附、瞿麦、萹蓄、乌药、小茴香、皂刺、丹参、通草。

传统中医的这一类组方：

萆薢分清饮，用于前列腺炎、尿崩症……

13．睾丸肿痛：外敷芒硝溶液。

第十七节　抗生物抗微生物的组方及加减用药法

在感染的急性期和亚急性期，所有天然药的抗生物抗微生物的组方及加减用药法都要配合化学药品应用。注意：

第一，针对病原菌选强效药品，这一点化学药品具有绝对优势；

第二,对症治疗处理高热、处理惊厥、处理昏迷;

第三,恰当应用地塞米松等肾上腺皮质激素;

第四,做好抗休克准备;

第五,保证水电解质平衡;

第六,保护重要脏器,防治心衰、脑病、肾衰、肝衰、呼吸衰竭;

第七,保证能量和维生素等的供应;

第八,注意隔离,防止传染他人。

1. 抗真菌感染方骨干:黄芩、黄连、黄柏、白癣皮、地肤子、虎杖、白芍、南沙参、蜈蚣、石菖蒲、黄精。

治疗浅表真菌感染选用:水杨酸、灰黄霉素、制霉菌素、克霉唑、联苯苄唑、酮康唑;治疗深部真菌感染选用二性霉素 B、氟康唑、伊曲康唑。

加减:依据兼证取舍,上方有者可加量,上方无者可加味。

1)真菌感染,表证——致病早期及局部未扩散状态:桂枝、羌活、藁本、白芷、苍耳子、葱白、胡荽、牛蒡子、升麻。

2)真菌感染,气分——致病非早期及非局部高热等临床症状明显状态:夏枯草、决明子、谷精草。

3)真菌感染,毒盛——毒血症:黄芩、黄连、黄柏、白癣皮、金银花、连翘、白蔹、射干、山豆根、马勃。

4)真菌感染,血分——致病影响血液的状态:生地。

5)真菌感染,水肿、大便不通:番泻叶、芦荟、芫花(毒)/商陆(毒)。

6)真菌感染,风湿痹证——致病以骨、关节、肌肉、血管、肌腱、筋膜、腱膜等等病变为主:马钱子、海桐皮、威灵仙、秦艽。

7)真菌感染,水湿——水肿、尿路感染、带下、积液积水、渗出为主的炎症:藿香、厚朴、草果、地肤子、茵陈、虎杖。

8)真菌感染,寒凝——产能不足/热能输布不足:肉桂、丁香、小茴香、荜澄茄、山柰。

9)真菌感染,食积虫积:麦芽、使君子、苦楝皮、槟榔、芜荑。

10)真菌感染,出血:槐花、茜草。

11)真菌感染,淤血——血流循行不畅/血栓/梗死/丧失正常功能之血液:郁金、没药、益母草、自然铜、血竭。

12)真菌感染,痰证——呼吸道分泌物增多/体液浓缩成为黏稠物滞留于机体内某些部位如脑、脊髓、皮肤、肌肉等成为囊肿、水疱、硬化等等:白芥子、皂刺、海藻、百部、白果。

13)真菌感染,烦躁——导致中枢缺氧缺血抑制安静不足:蜈蚣、石菖蒲。

14)真菌感染,正虚——机体应有的正常质/正常量的物质不足:白芍、南沙参、黄精。

15)真菌感染,滑脱——慢性衰弱:乌梅、石榴皮、肉豆蔻、山茱萸。

16)真菌感染,外用:雄黄(毒)、硫黄(毒)、土荆皮(毒)、硼砂、轻粉(毒)、密陀僧(毒)。

17)堇色毛癣菌感染:生姜、山奈、芜荑、石榴皮。

2. 抗病毒感染方骨干:防风、薄荷、黄芩、黄连、连翘、大青叶、板蓝根、穿心莲、贯众、野菊花、藿香、甘草。

选用利巴韦林、金刚烷胺、奥司他韦、阿昔洛韦、阿德福韦、恩替卡韦、吗啉胍、拉米夫定。

加减:依据兼证取舍,上方有者可加量,上方无者可加味。

1)病毒感染,表证——致病早期及局部未扩散状态:麻黄、鹅不食草、菊花、蔓荆子、柴胡。

2)病毒感染,毒盛——毒血症:黄芩、黄连、连翘、大青叶、板蓝根、贯众、地丁、野菊花、鱼腥草、白头翁、鸦胆子、地锦草、射干、紫草、青蒿,从中选5~7味。

3)病毒感染,便秘:大黄、芫花(毒)。

4)病毒感染,风湿痹证——以骨、关节、肌肉、血管、肌腱、筋膜、腱膜等等病变为主:蚕沙、豨莶草、穿山龙、桑寄生。

5)病毒感染,水湿——水肿、尿路感染、带下、积液积水、渗出为主的炎症:藿香、佩兰、石韦。

6)病毒感染,寒凝——产能不足/热能输布不足:吴茱萸、荜拨。

7)病毒感染,气滞——微细物质循行不畅/情绪感情不能畅快表达:陈皮、玫瑰花、槟榔。

8)病毒感染,出血:大蓟、侧柏叶、艾叶。

9)病毒感染,淤血——血流循环不畅/血栓/梗死/丧失正常功能之血液:川芎。

10)病毒感染,痰证——呼吸道分泌物增多/体液浓缩成为黏稠物滞留于机体内某些部位如脑、脊髓、皮肤、肌肉等成为囊肿、水疱、硬化等等:前胡、罗布麻。

11)病毒感染,气虚——免疫能力不足/代谢缓慢:黄芪、刺五加、甘草。

12)病毒感染,阳虚——产热弱于散热/生长动力不足/性兴奋机能减退/生殖功能不足/生命能力不足/激动力不足/组织兴奋性的兴奋方面不足:淫羊藿、冬虫夏草、何首乌、黄精。

13)病毒感染,滑脱——慢性衰弱:五味子、诃子、大蒜。

14)病毒感染,抗艾滋病毒:甘草、黄芩。

15)病毒感染,抗单纯疱疹病毒:甘草。

16)病毒感染,抗腺病毒:甘草。

17)病毒感染,抗流感病毒:桂枝、百部、诃子、金樱子、蛇床子。

18)病毒感染,抗孤儿病毒:桂枝。

19)病毒感染,杀赘疣:鸦胆子。

20)病毒感染,抗乙肝病毒:半枝莲、白茅根、荔枝核。

3. 抗支原体、衣原体感染:大黄、黄芩、蒲公英、鱼腥草。

必须选用阿奇霉素、强力霉素、美满霉素、克拉霉素、罗红霉素、环丙沙星、左旋氧氟沙星。

4. 抗金黄色葡萄菌感染方骨干:荆芥、防风、鹅不食草、薄荷、牛蒡子、黄芩、黄柏、金银花、连翘、蚤休、红藤。根据药敏试验选用新青霉素Ⅱ、哌拉西林克拉维酸钾、红霉素、庆大霉素、万古霉素、头孢哌酮、复方磺胺甲醛异噁唑、强力毒素。没有根据药敏试验选用条件,首选新青霉素Ⅱ。

加减:依据兼证取舍,上方有者可加量,上方无者可加味。

1)金黄色葡萄菌感染,表证——致病早期及局部未扩散状态:桂枝、荆芥、防风、葱白、柽柳、鹅不食草、薄荷、牛蒡子。

2)金黄色葡萄菌感染,气分——致病非早期及非局部高热等临床症状明显状态:竹叶、淡竹叶、鸭跖草、栀子、决明子、谷精草。

3)金黄色葡萄菌感染,毒盛——毒血症:黄芩、黄柏、苦参、金银花、连翘、大青叶、板蓝根、青黛、蒲公英、蚤休、野菊花、鱼腥草、穿心莲、红藤、败酱草、土茯苓、白蔹、白头翁、马齿苋、秦皮、铁苋、地锦草,选用5～7味。

4)金黄色葡萄菌感染,血分——致病影响血液的状态:玄参、紫草、

81

青蒿。

5）金黄色葡萄菌感染，便秘：大黄、番泻叶、巴豆（毒）。

6）金黄色葡萄菌感染，风湿痹证——以骨、关节、肌肉、血管、肌腱、筋膜、腱膜等等病变为主：马勃、徐长卿、秦艽、络石藤、桑寄生。

7）金黄色葡萄菌感染，水湿——水肿、尿路感染、带下、积液积水、渗出为主的炎症：厚朴、草豆蔻、泽泻、赤小豆、瞿麦、海金沙。

8）金黄色葡萄菌感染，寒凝——产能不足/热能输布不足：小茴香、川椒、高良姜、荜澄茄、薤白、鹤虱。

9）金黄色葡萄菌感染，出血：小蓟、地榆、侧柏叶。

10）金黄色葡萄菌感染，痰证——呼吸道分泌物增多/体液浓缩成为黏稠物滞留于机体内某些部位如脑、脊髓、皮肤、肌肉等成为囊肿、水疱、硬化等等：川贝母、瓜蒌、枇杷叶、合欢皮、罗汉果。

11）金黄色葡萄菌感染，烦躁——导致中枢神经缺氧缺血抑制安静不足：石决明、蒺藜、僵蚕。

12）金黄色葡萄菌感染，滑脱——慢性衰弱：诃子、石榴皮、山茱萸、覆盆子、金樱子、蛇床子。

13）金黄色葡萄菌感染金葡菌，外用：胆矾（毒）、雄黄（毒）、炉甘石、升药（毒）。

5. 抗脑膜炎球菌感染骨干：栀子、金银花、蒲公英、滑石。

根据药敏试验选用磺胺嘧啶、青霉素、氨苄青霉素。没有根据药敏试验选用条件，首选 SD＋青霉素。

6. 抗肺炎双球菌感染方骨干：牛蒡子、天花粉、黄芩、黄连、黄柏、金银花、连翘、青黛、牡丹皮。

根据药敏试验选用青霉素、头孢噻肟、头孢曲松、左旋氧氟沙星、格帕沙星、托法沙星、万古霉素。没有根据药敏试验选用条件，首选青霉素加左氧氟沙星。

加减：依据兼证取舍，上方有者可加量，上方无者可加味。

1）肺炎双球菌感染，气分——致病非早期及非局部高热等临床症状明显状态：牛蒡子、天花粉。

2）肺炎双球菌感染，毒盛——毒血症：大青叶、青黛、蒲公英、鱼腥草、穿心莲、马勃、牡丹皮、白薇。选 3～5 味。

3）肺炎双球菌感染，大便不通：大黄、商陆（毒）。

4）肺炎双球菌感染,风湿痹证——以骨、关节、肌肉、血管、肌腱、筋膜、腱膜等等病变为主:秦艽、厚朴、泽泻。

5）肺炎双球菌感染,寒凝——产能不足/热能输布不足:川椒、高良姜、薤白。

6）肺炎双球菌感染,痰证——呼吸道分泌物增多/体液浓缩成为黏稠物滞留于机体内某些部位如脑、脊髓、皮肤、肌肉等成为囊肿、水疱、硬化等等:小蓟、白茅根、瓜蒌、灵芝。

7）肺炎双球菌感染,外用:胆矾(毒)。

7. 抗卡他莫拉球菌感染方骨干:侧柏叶、白茅根、合欢皮、罗汉果。

根据药敏试验选用阿莫西林 - 克拉维酸、磺胺甲噁唑/甲氧苄啶(复方磺胺甲噁唑)、四环素、头孢丙烯、大环内酯类、氟喹诺酮类、替卡西林、哌拉西林、头孢菌素、氨基糖苷类。没有根据药敏试验选用条件,首选阿莫西林。

8. 抗炭疽杆菌感染方骨干:黄连、青黛、秦艽、川椒、高良姜、白矾、硼砂。

根据药敏试验选用青霉素、红霉素、四环素、氯霉素、左氧氟沙星。没有根据药敏试验选用条件,首选青霉素。

9. 布鲁氏杆菌感染方骨干:千年健、前胡、羌活。

方案(1):第一疗程时链霉素成人每日 1g,分两次肌肉注射;四环素每日 2g 分 4 口服,21 天为一疗程。四环素可重复应用 2 个疗程,疗程间隔 5～7 天。

方案(2):利福平,成人每天 600～900mg 分 2 次口服,每天早服强力霉素 200mg。连服 6 周。

方案(3):复方新诺明,成人每次 2 片口服,每日 3 次,连服 2 周,以后每天 2 次,3 周为一疗程,可治 2～3 个疗程,疗程间的间隔 5～7 天。

10. 抗链球菌感染方骨干:黄芩、大青叶、蚤休、红藤、牡丹皮、厚朴、川椒、大蓟、侧柏叶、瓜蒌、合欢皮。

根据药敏试验选用青霉素、链霉素、红霉素。没有根据药敏试验选用条件,首选青霉素加链霉素。

加减:依据兼证取舍,上方有者可加量,上方无者可加味。

1）链球菌感染,卫分——致病早期及局部未扩散状态:葱白、柽柳、薄荷、芦根、天花粉、淡竹叶、黄芩、大青叶。

2）链球菌感染，气分——非早期及非局部高热等临床症状明显状态：蒲公英、蚤休、木芙蓉叶、红藤、土茯苓、地锦草。

3）链球菌感染，血分——影响血液的状态：牡丹皮。

4）链球菌感染，寒凝——产能不足/热能输布不足：厚朴、川椒、高良姜。

5）链球菌感染，痰证——呼吸道分泌物增多/体液浓缩成为黏稠物滞留于机体内某些部位如脑、脊髓、皮肤、肌肉等成为囊肿、水疱、硬化等等：大蓟、小蓟、侧柏叶、瓜蒌。

6）链球菌感染，烦躁——各种因素导致中枢缺氧缺血抑制安静不足：合欢皮、灵芝、诃子。

7）链球菌感染，外用：升药（毒）。

11. 抗白喉菌感染骨干：荆芥、葱白、鹅不食草、天花粉、决明子、黄柏、野菊花、败酱草、地锦草、土牛膝、巴豆（毒）、厚朴、川椒、高良姜、大蓟、小蓟、诃子、石榴皮。

根据药敏试验选用青霉素、羟氨苄青霉素。没有根据药敏试验选用条件，首选青霉素。

传统中医的这一类组方：养阴清肺汤，白喉……

12. 抗伤寒菌感染方骨干：蚤休、牡丹皮、滑石、川椒、沉香、小蓟、地榆、远志、诃子。

根据药敏试验和血象、肝、肾功能选用：氯霉素、复方新诺明、丁胺卡那霉素、氨苄青霉素、氟哌酸、头孢曲松、头孢他啶……

加减：依据兼证取舍，上方有者可加量，上方无者可加味。

1）伤寒菌感染，表证——致病早期及局部未扩散状态：桂枝、生姜、荆芥。

2）伤寒菌感染，气分——致病非早期及非局部高热等临床症状明显状态：夏枯草、决明子、谷精草。

3）伤寒菌感染，毒盛——毒血症：板蓝根、蚤休、千里光、四季青、白花蛇舌草、白头翁、铁苋、地锦草。

4）伤寒菌感染，血分——影响血液的状态：玄参、牡丹皮、地骨皮。

5）伤寒菌感染，风湿痹证——以骨、关节、肌肉、血管、肌腱、筋膜、腱膜等等病变为主：秦艽、络石藤、桑寄生。

6）伤寒菌感染，水湿——水肿、尿路感染、带下、积液积水、渗出为主的炎症:赤小豆、滑石、瞿麦、海金沙。

7)伤寒菌感染,寒凝——产能不足/热能输布不足:川椒、荜澄茄、沉香。

伤寒菌感染,出血:小蓟、地榆。

8)伤寒菌感染,痰证——呼吸道分泌物增多/体液浓缩成为黏稠物滞留于机体内某些部位如脑、脊髓、皮肤、肌肉等成为囊肿、水疱、硬化等等:竹茹、杏仁、紫菀。

13. 抗大肠杆菌感染方骨干:黄芩、红藤、秦皮、牡丹皮、徐长卿、草豆蔻、荜澄茄、地榆、川贝母、山茱萸。

根据药敏试验选用磺胺类、土霉素、螺旋霉素、多黏菌素 A、庆大霉素、硫酸卡那霉素、左氧氟沙星……

加减:依据兼证取舍,上方有者可加量,上方无者可加味。

1)大肠杆菌感染,毒盛——毒血症:苦参、板蓝根、四季青、铁苋。

2)大肠杆菌感染,血热——影响血液的状态:牡丹皮、紫草。

3)大肠杆菌感染,便秘:土茯苓、马齿苋、决明子、番泻叶。

4)大肠杆菌感染,虫积:瞿麦、鹤虱。

5)大肠杆菌感染,痰证——呼吸道分泌物增多/体液浓缩成为黏稠物滞留于机体内某些部位如脑、脊髓、皮肤、肌肉等成为囊肿、水疱、硬化等等:竹茹、紫菀。

6)大肠杆菌感染,烦躁——各种因素导致中枢缺氧缺血抑制安静不足:灵芝、石决明、蒺藜、僵蚕。

7)大肠杆菌感染,滑脱——慢性病衰弱:山茱萸、金樱子。

8)大肠杆菌感染,外用:胆矾(毒)、硼砂、升药(毒)。

14. 抗痢疾菌感染方骨干:黄芩、黄连、黄柏、金银花、连翘、蚤休、白头翁、马齿苋、厚朴、白豆蔻、川椒。

根据药敏试验选用沙星类、磺胺类、头孢类、氨基甙类、土霉素、氨苄青霉素、氯霉素、黄连素……

加减:依据兼证取舍,上方有者可加量,上方无者可加味。

1)痢疾菌感染,表证——早期及局部未扩散状态:荆芥、防风、葱白。

2)痢疾菌感染,气分——非早期及非局部高热等临床症状明显状态:夏枯草、谷精草。

3)痢疾菌感染,毒盛——毒血症:黄柏、苦参、金银花、连翘、大青叶、板蓝根、青黛、三丫苦、蒲公英、蚤休、野菊花、千里光、四季青、鱼腥草、穿心莲、土茯苓、秦皮、铁苋、地锦草、地骨皮,选3~5味。

4)痢疾菌感染,便秘:大黄、商陆(毒)……

5)痢疾菌感染,风湿痹证——以骨、关节、肌肉、血管、肌腱、筋膜、腱膜等等病变为主:秦艽、络石藤……

6)痢疾菌感染,气滞——微细物质循行不畅/情绪感情不能畅快表达:厚朴、白豆蔻、草豆蔻、沉香、薤白……

7)痢疾菌感染,水湿——水肿、尿路感染、带下、积液积水、渗出为主的炎症:赤小豆、瞿麦、海金沙……

8)痢疾菌感染,寒凝——产能不足/热能输布不足:川椒、荜澄茄……

9)痢疾菌感染,出血:大蓟、地榆、侧柏叶、白茅根……

10)痢疾菌感染,痰证——呼吸道分泌物增多/体液浓缩成为黏稠物滞留于机体内某些部位如脑、脊髓、皮肤、肌肉等成为囊肿、水疱、硬化等等:紫菀、远志……

11)痢疾菌感染,滑脱——慢性衰弱:诃子、石榴皮……

12)痢疾菌感染,外用:胆矾(毒)、硼砂……

传统中医的这一类组方有很多,治疗各有侧重,如:

芍药汤,痢疾……

白头翁汤,痢疾……

15. 抗枯草杆菌感染方骨干:防风、板蓝根、牡丹皮、紫草、厚朴、竹茹。

16. 抗绿脓菌感染方骨干:防风、黄芩、蚤休、红藤、土茯苓、白头翁、牡丹皮、瞿麦、海金沙、川椒、瓜蒌。

根据药敏试验选用庆大霉素、多黏菌素B、多黏菌素E、氨基甙类、头孢哌酮、头孢曲松、头孢匹罗、头孢唑南、阿洛西林、哌拉西林、磷霉素……

加减:依据兼证取舍,上方有者可加量,上方无者可加味

1)绿脓菌感染,表证——早期及局部未扩散状态:荆芥、防风、竹叶、谷精草、青葙子。

2)绿脓菌感染,毒盛——毒血症:黄芩、蒲公英、蚤休、千里光、四季青、穿心莲、白花蛇舌草、红藤、土茯苓、白头翁、铁苋、地锦草、马勃。

3）绿脓菌感染，寒凝——产能不足/热能输布不足：巴豆（毒）。

4）绿脓菌感染，水湿——水肿、尿路感染、带下、积液积水、渗出为主的炎症：瞿麦、海金沙。

5）绿脓菌感染，出血：小蓟、地榆。

6）绿脓菌感染，痰证——呼吸道分泌物增多/体液浓缩成为黏稠物滞留于机体内某些部位如脑、脊髓、皮肤、肌肉等成为囊肿、水疱、硬化等等：瓜蒌、紫苑。

7）绿脓菌感染，烦躁——各种因素导致中枢缺氧缺血抑制安静不足：灵芝、石决明、僵蚕。

8）绿脓菌感染，慢性衰弱：诃子、金樱子。

9）绿脓菌感染，外用：雄黄（毒）、白矾、蛇床子、硼砂、升药（毒）。

17. 抗人型结核菌感染方骨干：荆芥、鹅不食草、夏枯草、黄芩、连翘、鱼腥草、泽泻、沉香、地榆、侧柏叶、白果（毒）、蜈蚣、远志。

选用利福平、异烟肼、乙胺丁醇、链霉素、吡嗪酰胺，早期、联合、长程、不间断、规律用药是治疗结核病的原则。

加减：依据兼证取舍，上方有者可加量，上方无者可加味。

1）结核菌感染，表证——致病早期及局部未扩散状态：葱白、荆芥、鹅不食草。

2）结核菌感染，毒盛——毒血症：地丁、四季青、鱼腥草、山豆根、夏枯草、连翘。

3）结核菌感染，便秘：芦荟。

4）结核菌感染，寒凝——产能不足/热能输布不足：桂枝、小茴香、沉香、白附子（毒）。

5）结核菌感染，出血：大蓟、小蓟、地榆、侧柏叶、白茅根。

6）结核菌感染，滑脱——慢性衰弱：覆盆子。

传统中医的这一类组方有很多，治疗各有侧重，如：

秦艽鳖甲散，结核……

青蒿鳖甲散，感染后期……

清骨散，结核、更年期综合征……

当归六黄汤，结核、更年期，外感……

百合固金汤，结核、支扩、癌……

补肺阿胶汤，结核、支扩、癌……

18. 抗破伤风杆菌感染方骨干：白附子（毒）、红景天、金樱子、天南星（毒）、防风、天麻、羌活、白芷。

（1）清创、扩创，消灭厌氧环境；

（2）注射破伤风抗毒素，在注射前应做皮试；

（3）采用四环素、红霉素等进行抗感染治疗；

（4）儿童接种百白破疫苗。防重于治。

19. 抗百日咳菌感染方骨干：胆汁、连翘、大青叶、川芎、全蝎、地龙、旋覆花、白芍、石菖蒲、杏仁、甘草、鹅不食草。

选用红霉素、氨苄青霉素、氯霉素、复方新诺明……

20. 抗变形菌感染方骨干：白花蛇舌草、鹤虱、地榆、灵芝、石榴皮、雄黄（毒，外用）、白矾。

选用阿莫西林、氯霉素、庆大霉素……

21. 抗霍乱菌感染方骨干：生姜、黄柏、山豆根、黄连、地榆、覆盆子。

注射霍乱菌苗、选用庆大霉素、左氧沙星、磺胺……

22. 抗细菌感染方骨干：黄芩、黄柏、金银花、连翘、青黛、蒲公英、蚤休、鱼腥草、红藤、白头翁、马齿苋、甘草。

根据药敏试验选用抗生素。

加减：依据兼证取舍，上方有者可加量，上方无者可加味。

1）细菌感染，表证——致病早期及局部未扩散状态：麻黄、紫苏、白芷、细辛、苍耳子、辛夷、桑叶、菊花、蔓荆子。

2）细菌感染，少阳——致病涉及胆红素代谢和胆囊的状态：柴胡、升麻。

3）细菌感染，毒盛——毒血症：知母、熊胆、龙胆草、蚤休、半边莲、半枝莲。

4）细菌感染，血分——影响血液的状态：水牛角、胡黄连。

5）细菌感染，大便不通：大黄、芫花（毒）。

6）细菌感染，风湿痹证——以骨、关节、肌肉、血管、肌腱、筋膜、腱膜等等病变为主：独活、蚕沙、雷公藤（毒）、两面针、威灵仙、木瓜、豨莶草。

7）细菌感染，风湿痹证虚弱——以骨、关节、肌肉、血管、肌腱、筋膜、腱膜等等病变为主：穿山龙、五加皮、鹿衔草。

8）细菌感染，水湿——水肿、尿路感染、带下、积液积水、渗出为主的炎症：藿香、厚朴、草果、薏苡仁、车前子、萹蓄、石韦、草薢、金钱草、虎杖。

9）细菌感染，寒凝——产能不足/热能输布不足：肉桂、吴茱萸、丁香、九香虫、小茴香、荜拨。

10）细菌感染，食积：山楂、莱菔子。

11）细菌感染，气滞——微细物质循行不畅/情绪感情不能畅快表达：陈皮、木香、香附、乌药、檀香、川楝子、鹤虱。

12）细菌感染，出血：茜草、蒲黄、五灵脂、白芨、仙鹤草、紫珠、血余炭。

13）细菌感染，淤血——血流循行不畅/血栓/梗死/丧失正常功能之血液：川芎、丹参、苏木、莪术。

14）细菌感染，痰证——呼吸道分泌物增多/体液浓缩成为黏稠物滞留于机体内某些部位如脑、脊髓、皮肤、肌肉等成为囊肿、水疱、硬化等等：白附子（毒）、皂刺、旋覆花、竹茹、百部、葶苈子、白果、远志。

15）细菌感染，烦躁——各种因素导致中枢缺氧缺血抑制安静不足：灵芝、牛黄、地龙、全蝎、麝香、苏合香、蟾酥。

16）细菌感染，气虚——免疫能力不足/代谢缓慢：人参、党参、黄芪、刺五加、绞股蓝、甘草。

17）细菌感染，阳虚——产热弱于散热/生长动力不足/性兴奋机能减退/生殖功能不足/生命能力不足/激动力不足/组织兴奋性的兴奋方面不足：补骨脂、冬虫夏草、菟丝子、续断。

18）细菌感染，血虚——血虚、贫血/器官缺血/血质异常不能完成应有机能：当归、熟地、白芍、何首乌。

19）细菌感染，阴虚——产热强于散热/生长营养不足/性抑制机能减退/生殖物质不足/生命物质不足/组织兴奋性的抑制方面不足：麦冬、天冬、玉竹、黄精、墨旱莲、女贞子。

20）细菌感染，滑脱——慢性衰弱：五味子、乌梅、五倍子、肉豆蔻、大蒜。

21）细菌感染，外用：轻粉（毒）、铅丹（毒）。

23. 钩端螺旋体感染：桑叶、菊花、千里光、鱼腥草、地锦草、藿香、金樱子。

24. 流感杆菌感染：柽柳、瓜蒌、灵芝。

25. 驱虫方骨干：龙胆草、仙鹤草、补骨脂、续断。

加减：依据兼证取舍，上方有者可加量，上方无者可加味。

26. 抗阴道滴虫感染：生姜、苦参、白头翁、苦楝皮（毒，外用）、鹤草芽、雷丸、鸡冠花、皂刺、白矾、蛇床子。

选用甲硝唑、替硝唑……

27. 抗疟原虫：柴胡、龙胆草、鸦胆子、青蒿、豨莶草、防己、鹤草芽、常山、砒石（毒，外用）。

选用伯氨喹啉、氯喹、咯萘啶、青蒿素、乙胺嘧啶……

28. 杀疥虫：硫黄（毒，外用）。硫黄软膏、疥灵霜、25%苯甲酸苄酯乳剂、30%硫代硫酸钠溶液、甲硝唑、甲硝唑软膏、优力肤软膏……

29. 抗鞭毛虫：苦参、鸦胆子、槟榔。须用甲硝唑……

30. 抗姜片虫：槟榔。须用吡喹酮……

31. 抗绦虫：贯众、鸦胆子、使君子、槟榔、南瓜子、雷丸、鹤虱、榧子、石榴皮。

祛绦第一方案：南瓜子一味，总剂量为 3～5 岁 0.5～1g，5～10 岁 1～1.5g，10 岁以上 1.5～2g，分 2 次，间隔 1 小时，空腹嚼碎吞服，服后 2 小时服泻药。

祛绦第二方案：南瓜子粉 50～90g（带皮 80～125g）空腹口服，2 小时后服槟榔煎剂（以生槟榔子每岁 2～3mg，每天最大剂量不超过 50g，加水 10 倍煎成 40～60ml），半小时后服泻药。

排绦虫时，患者要坐在放入 39～41℃ 热水的盆上，以适应绦虫在患者肠内生活环境使虫体完整排出。虫体悬在肛门时不能用手扯，防止绦虫头节留在体内。绦虫排出后，要检查头节是否排出。

祛囊虫选阿苯达唑……

32. 抗蛲虫：使君子、苦楝皮（毒，外用）、槟榔、鹤草芽、杏仁、百部。
甲苯达唑、左旋咪唑、肠虫清片、10%氧化锌油膏……

33. 抗虱：二氯苯醚菊酯、50%百部酊、50%敌敌畏乳剂……严防中毒伤人！

34. 抗蚊蝇幼虫：天冬、藜芦（毒，外用）。

选用灭幼脲 3 号……

35. 抗蛔虫：贯众、鸦胆子、草果、川楝子、青木香、使君子、苦楝皮（毒，外用）、槟榔、南瓜子、鹤草芽、雷丸、芜荑、鹤虱、杏仁、乌梅。

甲苯达唑、阿苯达唑（肠虫清）、左旋咪唑、枸橼酸哌嗪（驱蛔灵、六一宝塔糖）……

36. 使胆道蛔虫后退：乌梅。

37. 杀死水蛭：川楝子、芜荑。

38. 抗钩虫：榧子、杏仁。

选用甲苯达唑、丙硫咪唑、噻苯咪唑……

39. 抗原虫：白头翁、鸦胆子、旋覆花、甘草、常山、雄黄（毒，外用）、砒石（毒，外用）。

选用两性霉素 B、磺胺 ……

40. 抗吸虫：青蒿、瞿麦、苦楝皮（毒，外用）、槟榔、南瓜子、鹤草芽、雄黄（毒，外用）。

选用硫双二氯酚（别丁）、吡喹酮、六氯对二甲苯（血防－846）、阿苯达唑……

41. 抗肠线虫：葫芦巴。

须用甲苯咪唑……

传统中医的这一类组方有很多，治疗各有侧重，如

乌梅丸，用于蛔虫，呕吐，手足不温……

肥儿丸，用于虫积……

布袋丸，用于体弱，虫积……

化虫丸，用于虫积……

伐木丸，用于血吸虫，黄肿……

第十八节　抗肿瘤的组方及加减用药法

抗肿瘤方骨干：蝉蜕、蚤休、半枝莲、白花蛇舌草、川楝子、三七、甘草、紫河车、当归、天冬、女贞子。用于癌瘤。

根据抗癌谱选用环磷酰胺、格列卫、紫杉醇、腺嘌呤、阿地白介素、阿来组单抗、盐酸柔红霉素、榄香烯、氟尿嘧啶、吉妥单抗、高三尖杉酯碱、干扰素 α－2a、干扰素 α－2b、左旋咪唑、洛莫司汀、盐酸氮芥、醋酸甲地孕酮、甲氨蝶呤、丝裂霉素、沙利度胺、硫鸟嘌呤、长春新碱、蓝蝎肽……

加减：依据兼证取舍，上方有者可加量，上方无者可加味。

1）肿瘤，表证——早期及局部未扩散状态：桂枝、防风、牛蒡子、蝉蜕。

2）肿瘤，毒盛——毒血症：知母、天花粉、黄芩、黄连、苦参、白藓皮、椿皮、大青叶、青黛、贯众、蚤休、千里光、四季青、金荞麦、穿心莲、半枝莲、白花蛇舌草、土茯苓、鸦胆子、山豆根，从中选5～7味。

3）肿瘤，血分——影响血液的状态：生地、紫草。

4）肿瘤，大便不通：芒硝、芦荟、商陆（毒）/巴豆（毒）。

5）肿瘤，风湿痹证——以骨、关节、肌肉、血管、肌腱、筋膜、腱膜等等病变为主：蚕沙、雷公藤（毒）、两面针、桑枝。

6）肿瘤，水湿——水肿、尿路感染、带下、积液积水、渗出为主的病变：佩兰、苍术、厚朴、茯苓、猪苓、薏仁、茵陈、虎杖。

7）肿瘤，气滞——微细物质循行不畅/情绪感情不能畅快表达：陈皮、乌药、川楝子、青木香、刀豆。

8）肿瘤，食积、虫积：山楂、鹤草芽、雷丸。

9）肿瘤，出血：三七、茜草、白芨、仙鹤草。

10）肿瘤，淤血——血流循行不畅/血栓/梗死/丧失正常功能之血液：丹参、苏木、莪术、三棱。

11）肿瘤，痰证——呼吸道分泌物增多/体液浓缩成为黏稠物滞留于机体内某些部位如脑、脊髓、皮肤、肌肉等成为囊肿、水疱、硬化等等：半夏、天南星、白附子（毒）、前胡、桔梗、瓜蒌、昆布、杏仁、紫苑、枇杷叶、桑白皮、葶苈子，从中选5～7味。

12）肿瘤，烦躁——各种因素导致中枢缺氧缺血抑制安静不足：珍珠、远志、灵芝、地龙、全蝎、蜈蚣、僵蚕、麝香、石菖蒲、蟾酥，从中选5～7味。

13）肿瘤，气虚——免疫能力不足/代谢缓慢：人参、党参、黄芪、白术、刺五加、绞股蓝、红景天、甘草、大枣，从中选5～7味。

14）肿瘤，阳虚——产热弱于散热/性兴奋机能减退/生命能力不足/激动力不足/组织兴奋性的兴奋方面不足：仙茅、补骨脂、益智仁、冬虫夏草、紫河车、菟丝子、葫芦巴。

15）肿瘤，阴虚产热强于散热/生长营养不足/性抑制机能减退/生命物质不足/组织兴奋性的抑制方面不足：当归、天冬、百合、玉竹、枸杞、银耳、墨旱莲、女贞子、龟板、鳖甲，从中选5～7味。

16）肿瘤，滑脱——慢性衰弱：乌梅、桑螵蛸、海螵蛸。

17）肿瘤，外用：瓜蒂（毒）、土荆皮（毒）、大蒜、砒石（毒）、外用斑蝥

（毒）。

传统中医的这一类组方有很多，治疗各有侧重，如：

犀黄丸，用于乳癌、宫颈癌、膀胱癌、前列腺癌、卵巢癌、肝癌、食道癌、胃癌、甲状腺癌、淋巴癌、直肠癌、白血病、脑瘤。

小金丹，用于乳癌、结核……

第十九节　防腐、解脓毒的组方及加减用药法

1. 防腐药（外用）骨干：白矾、樟脑（毒）、炉甘石、冰片、安息香。

传统中医的这一类组方：九一丹……

2. 解脓毒药骨干：金银花、蒲公英、地丁、金荞麦、甘草、熊胆、半夏、灵芝、皂刺、穿山甲、黄芪、蚤休、穿心莲、半边莲。

传统中医的这一类组方有很多，治疗各有侧重，如：

仙方活命饮，脓肿……

五味消毒饮，脓肿……

四妙勇安汤，脉管炎……

牛蒡解肌汤，脓肿发热……

透脓散，脓肿……

阳和汤，阴疽、结核……

内补黄芪汤，脓肿气虚……

苇茎汤，肺脓肿……

大黄牡丹汤，阑尾脓肿……

薏苡附子败酱散，脓肿……

第四章　徐志刚诊疗条理

第一节　诊疗思路

一依二归三不忘,四诊五断六药方。

诊疗六步走,熟练成妙手,随访听反馈,匡正能长久。

诊疗工作风险常伴,人命关天,必须高屋建瓴、提纲挈领。有章程,有法度,有套路,有主见,不为假象所迷惑,不为权势、利禄、色欲、情感所左右,胆大、心细、行方、智圆、手动、脑静,得到全面真实的资料,做出符合客观的判断,实行准确有效的措施,收到良好长远的效果。

第二节　一依

医疗工作的第一步就是要有凭借依靠。依靠什么?依靠医学原理,依靠医学规律。

医学原理、医学规律来源于对从古到今的医学知识的发展与积累,只有不断学习,不断思考,不断实践,不断扬弃,不断总结才能对其正确把握。

"把病人当亲人",是讲的行医中要有一视同仁、认真负责的态度,是要求临床过程中不被欢喜或厌弃的情感所左右。这是从内经到李中梓的"不失人情"的要义。

第三节　二归

医疗工作的第二步就是要有正确的心态。什么是行医的正确心态?就是"归零、尽心、不贪功"!

归零，就是以一切从头来，一切从零开始，一切从空白开始的心态，面对任何一个患者都不可先入为主，都不做算命先生，而要详细检查得到真实情况；直面自己的先前成功失败，不背包袱。

尽心，就是尽己所能，竭诚尽力。

不贪功，就是在个人名誉和利益方面不患得患失，不像一个商贩那样去计较利益，不要贪恋功名。

第四节　三不忘

医疗工作的第三步就是不忘，就是必须知道自己的错误，总结教训牢记在心，永不忘却。就医学的问题而言，多数是"不怕不知道，就怕想不到"。

"阑胃心胆未外孕、折甲糖血休衰肾"，是我行医中的教训，是每天上班前必然要回想的内容。

阑，阑尾，阑尾炎、阑尾壁蛔虫、阑尾类癌、阑尾穿孔、阑尾梗阻、阑尾位置变异……

胃，胃炎、胃下垂、胃溃疡、胃穿孔、幽门梗阻、胃息肉、胃癌、胃出血、胃痉挛、食管裂孔疝、膈疝……

心，心衰、心肌炎、先心病、心肌缺血、心绞痛、心梗、心律失常、心包炎、心脏神经官能症……

胆，胆结石，胆囊炎，胆息肉，胆囊癌……

未，未婚怀孕……

外，宫外孕……

孕，先兆流产、胎儿异常、胎位异常、妊娠病、疾病合并妊娠……

折，骨折、病理性骨折、外伤后骨折……

甲，甲状腺，甲亢、甲减、甲状腺树胶肿、甲状腺癌、甲状腺瘤、甲状腺炎……

糖，血糖，低血糖、高血糖、酮症、高渗性昏迷……

血，血液病、失血……

休，休克……

衰，衰竭，心衰、脑衰、呼衰、肝衰、肾衰……

肾，肾炎、肾病、肾肿瘤……

第五节　诊察

1. 诊察口诀

口诀便于记忆,一旦记熟终生不忘,不遗漏要点。

望闻问切触叩听,查找症状与体征,大网打鱼勿遗漏,擒拿主证不放松;

主诉现病既往史,家族生活孕月经,过敏用药治经过,不内外因淫疫情;

压脂黏糖重疲免,心病脑病肿瘤攻,T、P、BP、R神,皮肤黏膜淋巴明;

体位面容寒热汗,痰涎涕泪唾带精,痛麻聋哑渴盲瘫,饮食睡眠二便行;

头晕心悸咳喘增,水肿呕恶疸胀撑,结石风湿结缔病,头肩胸腹腰背颈;

目舌口鼻耳肌骨,咽扁气管肺纵胸,食管胃肠阑尾肛,肝胆胰脾腮腺雍;

心脏血管淋巴管,起搏传导冠脉通,肾输尿管胱尿道,睾巢输卵球输精;

子宫列腺阴器乳,脑脊髓脑脊神经,植物躯体感觉动,四肢脊柱间盘冲;

股头坏死骨刺生,淤血痰浊赘骨成,垂体甲腺肾上腺,胰岛胸性肠前庭;

钙镁钾锌磷硒铁,蛔蛲血吸疟原虫,细立螺毒衣支霉,艾滋性病理化生;

必查面唇毛发爪,勿忘脉肉皮骨筋,化验透照电B超,会诊转科住院征;

标本病因必有数,遗传素质体质情,勿与患家动口角,切莫丧心天不容!

发热——急疹肺周长慢染,血瘤变缔伤其神。

呼吸困难——肺心毒血神肌绀。

咯血——支肺染血缔月咯。

慢性咳嗽——耳鼻咽喉支肺膜，炎癌虫缔石纤核。

胸水——染瘤缔变其胸水。

肺门阴影增大——肺支淋纵脉心食。

纵隔阴影增宽—— 神内呼循消淋畸，癌瘤囊肿结节集。

肺粟栗灶—— 染酸癌纤尘铁石。

肺球形灶—— 核脓霉虫瘤囊球。

胸痛——壁腔肩腹其胸痛。

心梗——疼压律衰热摩白，红酶糖肌电同位。

水肿——心肾肝营妊缔清，内胃药特全其功，炎栓曲塞淋血神，流腮黏液局部肿。

高血压——原肾内循神其高。

低血压——晕休质位髓染内，营心妊药特发低。

紫绀——肺心全局异真绀。

心脏杂音——先原生病染缔脱。

心脏增大—— 衰炎病畸错息瘤。

心包积液——染缔代瘤其包液。

口腔损害—— 染营缔湿瘤口害。

吞咽困难——神肌缔破犬毒功。

呕吐——十一系统皆生吐。

上消化道出血——食胃胆胰药出血，血尿激心钩缔瘤。

便血—— 肛直结小上脉全。

腹泻——肠毒染癥便尿内，染虫炎其瘤胰胃，肝胆甲肾垂尿糖，糙食免硬肠神颓。

急性腹痛——急性腹痛放射肩，胆小大肾绞痛阑，胆胃肠胰肾宫直，胆胃肠胰脾妊肝，炎孔塞出脉扩经，胸毒代变缔溶看。

慢性腹痛—— 消泌生梗癌代虫，敏内缔神石瘾核。

黄疸——溶肝代阻内外疸。

腹水——心肝腹肾营其水。

腹部肿块—— 消泌生膜瘤囊炎。

肝大——染毒淤胆代硬缔。

脾大——染淤血缔瘤囊脾。

淋巴结肿大——染敏蛇虫缔瘤结。

贫血——失溶造贫大正小。

出血——瘰出脉板外凝异。

尿少——前肾后功器尿梗。

脓尿——泌生阑盆管尿脓。

多尿——垂胰旁醛球盂管,失钾高钙脉塞神。

血尿——石炎瘤畸伤药染,血缔变心内代感,运动特发紫瘰肾,阑盆直结宫巢管。

血红蛋白尿——卟啉肌红黑酸色,尿溶血溶肾梗红。

蛋白尿——功体病蛋重中轻,原球管放遗其继,栓染毒瘤炎坏间,炎病糖压妊淀缔。

甲状腺肿——亢胶瘤癌炎脉转。

骨松骨增——废内蛋颓特软纤。

高大体型——体质青春肥巨人,性丘垂睾马胱人。

矮小体型——体质青春家族原,营代内骨矮小身。

肥胖——单纯神内药肥胖。

消瘦——质神内耗消吸临,创烧药神胰肝胃,甲糖肾垂松瘦陈。

低血糖状态——胰垂肾 α 甲肝神,药代失用多少进。

头痛——内外全神染脉瘤,伤血癫癎心毒暑。

眩晕——美迷耳庭位晕周,脉瘤染变癫其枢。

大脑功能减退——大脑三退晕眠忘。

小脑疾病——小脑三叠痛吐晕。

晕厥——脉心脑脉血晕厥。

昏迷——昏迷全内毒颅疝,染肝肾垂糖甲黏,酸低糖肾肺电水,毒物氧染脉伤癫。

脑膜刺激征——假染缔瘤药脉脓。

共济失调不随意运动——全局植续特颅躯,中毒物损癔病拘,钙破犬热面痛秽,帕舞豆扭投纹徐,染脉瘤脱先外变,共济失调不随意。

瘫痪——上下髓脑角根周,肌痹营炎毒豚癔。

关节痛——脊碗手肘肩颞颌,髋骶膝距足寰枢。

风湿痹症分类——CS 感晶风骨骨外风,七期八系都在风湿中。

风湿痹症表现——痛麻肿痒热僵疲,皮黏光发窍诸系。

风湿痹症用化学药——NCD 毒调生专,美强金甲来免仙。

类风湿性关节炎——僵肿肿肿节 XR,四条类风可怕。

红斑狼疮——蝶盘光口关浆肾,神血免疫 ANA。

红斑狼疮难症——LN 六个症,弥膜硬,不好弄。

红斑狼疮评估——癫精脑视神头脑,脉关肌管血蛋脓,发黏膜包补抗热,板白狼疮 DAI。

结节性动脉炎——瘦斑睾肌神压氮,乙影活检 PAN。

成人斯蒂尔病——ＡＳＤ有热皮关,成人斯蒂超抗原。

CREST——皮肤钙质沉积 C,雷诺氏现象 R,食管运动障碍 E,指趾硬化 S,毛细血管扩张 T。

PM/DM——肌检酶电皮,PM/DM 提。

川崎病——手足口眼肿淋巴,川崎皮疹周 38。

CSS——哮 E 神肺鼻窦浸,CSS 四条可确认。

AS——骶髂关节炎确定,再有一事定 AS。

韦格内肉芽肿——肉芽韦格内,上呼下呼肾。

大动脉炎——40 跛搏减,20 差杂影。

BD——口眼皮殖刺,BD 三条是。

舍格伦综合征——口眼眼检涎 AB,四六两条舍格须。

RP——耳鼻喉眼关,RP 必有三。

风湿热——心关舞环皮,痛热沉 R—P。

RS——RS 关尿(宫颈)眼,完全是三,二不全。

OA——痛僵肿畸摩擦障,原侵特韧髌 OA。

风湿痹症具体病症总括:幼狼硬肌混血类,癥舍脂软 E 遗贝。强风瑞银反肠阴,染淋结莱乙布溃。痛风假磷固炎松,软坏大畸密神颓。囊鞘腰纤湿疲肝,节网化血免瘤内。

2. 诊察口诀的含义

望,望诊。

闻,闻诊。

问,问诊。

切,切诊。

触,触诊。

叩,叩诊。

听,听诊。

查找,检查、搜查、诊察、寻找。

症状,医生收集到的患者主观感觉的痛苦。

体征,医生检查到的患者客观的异常表现。

大网打鱼勿遗漏,宏观全面把握患者情况。

擒拿主证不放松,抓住患者主要痛苦,抓住主要矛盾。

主诉,患者主要症状或体征及发生时间。

现病,现病史,围绕主诉的一切异常情况及有鉴别意义的正常情况。

既往史,患者此次疾病以前的患病情况。

家族,家族史。

生活,生活史。

孕,婚姻生育史。

月经,月经史。

过敏,过敏史。

用药治经过,用药物历史及治疗经过。

不内外因,不内外因、内因、外因。

淫,六淫,一切微生物性致病因素。

疫,疫疠,传染病病原。

情,七情,思想情感致病因素。

压,情绪压力。

脂,血脂。

黏,血黏度。

糖,血糖。

重,体重。

疲,疲劳感。

免,免疫状况。

心病,心脏状况。

脑病,脑部疾病。

肿瘤,肿瘤状况。

攻,谐韵。

T,体温。

P,脉搏。

BP,血压。

R,呼吸。

神,神志。

皮肤,颜色、弹性、湿度、温度、皮肤损害……

黏膜,颜色、溃疡、出血、黄疸……

淋巴,淋巴结位置、大小、肿胀、压痛、与周围组织的关系。

明,明了。

体位。

面容。

寒热,恶寒发热。

汗,汗腺排泄状况。

痰,痰液。

涎,涎液。

涕,鼻涕。

泪,泪液。

唾,唾液。

带,白带。

精,精液。

痛,疼痛,部位、范围、诱发与停止因素、传导……

麻,麻木。

聋,耳聋。

哑,哑巴。

渴,口渴。

盲,失明。

瘫,瘫痪。

饮食。

睡眠。

二便,大便、小便。

行,走路。

头晕。

心悸。

咳,咳嗽。

喘,喘息。

增,谐韵。

水肿。

呕,呕吐。

恶,恶心。

疸,黄疸。

胀,腹胀。

撑,撑满,胀满。

结石,胆结石、肾结石……

风湿,风湿痹症。

结缔病,结缔组织病。

头,头部。

肩,肩部。

胸,胸部。

腹,腹部。

腰,腰部。

背,背部。

颈,颈部。

目,眼目。

舌,舌体舌苔。

口,口腔。

鼻,鼻、鼻窦。

耳,外耳、内耳。

肌,肌肉、骨骼肌、平滑肌、心肌。

骨,骨骼、骨连接。

咽,鼻咽、口咽、喉咽。

扁,扁桃体。

气管,气管、主支气管、小支气管……

肺。

纵,纵隔。

胸,胸膜。

食管。

胃。

肠,十二指肠、空肠、回肠、升横降结肠。

阑尾。

肛,肛门。

肝,肝脏。

胆,胆囊。

胰,胰腺。

脾,脾脏。

腮,腮腺。

腺,下颌下腺。

雍,悬雍垂。

心脏,心内膜、心瓣膜、心肌、心外膜……

血管,动脉、静脉、微循环……

淋巴管,淋巴结、淋巴管、胸导管……

起搏,心脏的起搏系统,窦房结……

传导,心脏的传导系统。

冠脉通,冠状血管通血情况。

肾,肾脏。

输尿管。

胱,膀胱。

尿道,尿路。

睾,睾丸。

巢,卵巢。

输卵,输卵管。

球,尿道球腺。

输精,输精管。

子宫。

列腺,前列腺。

阴器,女外阴、男外生殖器。

乳,乳腺。

脑,大脑、间脑、脑干、小脑。

脊髓。

脑脊神经,脑神经、脊神经。

植物，自主神经。

躯体，躯体神经。

感觉，感觉神经。

动，运动神经。

四肢。

脊柱。

间盘，椎间盘。

冲，谐韵。

股头坏死，股骨头坏死。

骨刺生，产生骨刺。

淤血，淤血。

痰浊，痰液、浊气。

赘骨成，无用有碍之骨产生。

垂体，脑垂体。

甲，甲状腺。

腺，甲状旁腺。

肾上腺。

胰岛。

胸，胸腺。

性，性腺。

肠，肠腺。

前庭，前庭大腺。

钙，血钙、骨钙。

镁，血镁。

钾，血钾。

锌磷硒铁，微量元素。

蛔，蛔虫。

蛲，蛲虫。

血吸，血吸虫。

疟，疟原虫。

原虫。

细，细菌。

立,立克次氏体。

螺,螺旋体、螺杆菌。

毒,病毒。

衣,衣原体。

支,支原体。

霉,真菌。

艾滋,艾滋病毒。

性病,性病病原菌。

理化生,物理、化学、生物性致病因素。

必查,必须检查。

面,面部。

唇,口唇。

毛,体毛。

发,头发。

爪,指(趾)甲。

勿忘,不要忘。

脉,动脉、静脉、毛细血管。

肉,肌肉。

皮,皮肤。

骨,骨骼。

筋,肌腱、筋膜、腱鞘、骨连接。

化验,实验室检查。

透照,透视照相、一切 CT、核磁等影像学检查。

电,心电检查。

B 超。

会诊。

转科。

住院征,住院指证。

标本,主要疾病与次要疾病、主要矛盾与次要矛盾……

病因,疾病发生发展变化的原因。

必有数,心中有数。

遗传,家族遗传情况。

素质,思想意志习惯。

体质,形态结构的数量。

情,思想感情。

勿与患家动口角,不同患者吵嘴。

切莫丧心天不容,绝不丧良心否则天理难容。

发热(体温增高,腋下温度超过37°C):

急,急性发热,如支原体肺炎、上感、流感……

疹,急性发疹性发热,如水痘、猩红热、天花、麻疹、斑疹伤寒、伤寒、斯蒂尔、SLE、多发性肌炎皮肌炎……

肺,伴有肺部体征的发热,肺炎、肺结核……

周,周期性发热,疟疾、风湿热……

长,长期发热,SLE、结核……

慢,慢性发热,风湿痹症、结核病、肿瘤……

染,感染性发热,细菌性、立克次氏体病、螺旋体病、病毒性、衣原体性、支原体性、真菌性……

血,血液病发热,白血病、贫血、再障……

瘤,肿瘤发热,恶性淋巴瘤、肉瘤、癌……

变,变态反应性发热,药热、血清病……

缔,结缔组织病发热,SLE、PAN、RA、BD……

伤,外伤性、手术后……

其,其他发热,热射病……

神,神经中枢性发热,脑出血、脑梗……

呼吸困难(患者感觉气不够用,血氧饱和度降低):

肺,肺源性呼吸困难,ARDS、肺炎、肺癌、气胸……

心,心源性呼吸困难,左心衰、先心病……

毒,中毒性呼吸困难,CO中毒、氰化钾中毒……

血,血源性呼吸困难,贫血、高铁血红蛋白血症……

神,神经源性呼吸困难,脑干中风、格林巴利综合征……

肌,肌原性呼吸困难,重症肌无力……

绀,紫绀。

咯血(肺或气管出血通过口鼻排出体外)：

支,支气管性咯血,支气管扩张、支气管炎……

肺,肺源性咯血,肺癌、肺结核、肺脓疡……

染,感染性咯血,出血热、鼠疫……

血,血源性咯血,凝血障碍……

缔,结缔组织病咯血,SLE……

月,月经性咯血。如子宫内膜异位症。

咯,咯血。

慢性咳嗽：

耳,耳源性咳嗽,咽鼓管炎、中耳炎……

鼻,鼻源性咳嗽,鼻炎、鼻窦炎……

咽,咽源性咳嗽,咽炎……

喉,喉源性咳嗽,喉炎、喉结核、喉息肉、会厌炎……

支,支气管源性咳嗽,上感、支气管炎……

肺,肺源性咳嗽,肺炎、肺癌……

膜,胸膜性咳嗽,胸膜炎、结胸、肿瘤……

炎,炎性咳嗽,感染性、过敏性……

癌,癌性咳嗽,原发性、转移性……

虫,寄生虫性咳嗽,蛔虫卵移行……

缔,结缔组织病咳嗽,风湿性……

石,粉尘性咳嗽,硅沉着肺、尘肺……

纤,肺纤维化性咳嗽。

核,结核性咳嗽。

胸水(胸腔积液)：

染,感染性胸腔积液。

瘤,肿瘤性胸腔积液。

缔,结缔组织病胸腔积液。

变,变态反应胸腔积液。

其,其他原因胸腔积液,胆固醇、乳糜、血胸……

胸水,胸腔积液。

肺门阴影增大：

肺，肺源性肺门阴影增大。

支，支气管性肺门阴影增大

淋，淋巴性肺门阴影增大。

纵，纵隔因素肺门阴影增大。

脉，血管因素肺门阴影增大。

心，心脏源性肺门阴影增大。

食，食管因素肺门阴影增大。

纵隔阴影增宽：

神，神经肿瘤病变导致的纵隔阴影增宽。

内，内分泌胸腺、胸骨后甲状腺导致的纵隔阴影增宽。

呼，肺支气管因素导致的纵隔阴影增宽。

循，心血管因素导致的纵隔阴影增宽。

消，消化管因素导致的纵隔阴影增宽。

淋，淋巴系因素导致的纵隔阴影增宽。

畸，畸形导致的纵隔阴影增宽。

癌，癌肿导致的纵隔阴影增宽。

瘤，良性瘤导致的纵隔阴影增宽。

囊肿，囊肿导致的纵隔阴影增宽。

结节，结节导致的纵隔阴影增宽。

肺粟粟灶：

染，感染导致肺部粟粒状病灶。

酸，嗜酸细胞增多症导致肺部粟粒状病灶。

癌，癌肿导致肺部粟粒状病灶。

纤，肺纤维化导致肺部粟粒状病灶。

尘，粉尘导致肺部粟粒状病灶。

铁，含铁血黄素导致肺部粟粒状病灶。

石，肺泡微石症导致肺部粟粒状病灶。

肺球形灶：

核,结核性肺部球形病灶。

脓,化脓性结核性肺部球形病灶。

霉,真菌性结核性肺部球形病灶。

虫,寄生虫卵性结核性肺部球形病灶。

瘤,肿瘤性肺部球形病灶。

囊,囊肿性球结核性肺部球形病灶。

胸痛:

壁,胸壁疾病导致胸痛。

腔,胸腔脏器疾病导致胸痛。

肩,颈肩部疾病导致胸痛。

腹,腹部疾病导致胸痛。

其,其他疾病导致胸痛,过度换气、痛风、风湿痛……

心梗(心肌梗死):

疼,胸疼。

压,血压下降。

律,心律失常。

衰,心功能衰竭。

热,发热。

摩,心包摩擦音。

白,白细胞增多。

红,红细胞沉降率加大。

酶,谷草转氨酶增高。

糖,血糖增高。

肌,心肌酶谱异常。

电,心电图 Q 波。

同位,同位素心肌图异常。

水肿:

心,心源性水肿。

肾,肾源性水肿。

肝,肝源性水肿。

营,营养失调性水肿。

妊,妊娠中毒症水肿。

缔,结缔组织病水肿。

清,血清病水肿。

内,内分泌疾病水肿。

胃,胃内因子缺乏水肿。

药,药物源性水肿。

特,特发性水肿。

全,全身疾病水肿。

其,其他因素水肿。

功,功能性水肿。

炎,炎症性水肿。

栓,血栓性水肿。

曲,静脉曲张性水肿。

塞,阻塞性水肿。

淋,淋巴回流障碍水肿。

血神,血管神经性水肿。

流腮,流行性腮腺炎水肿。

黏液,黏液性水肿。

局部肿,局部性水肿。

高血压:

原,原发性高血压。

肾,肾性高血压。

内,内分泌性高血压。

循,心血管性高血压。

神,精神性高血压。

其,其他因素高血压,药物、妊娠中毒症……

高,高血压。

低血压:

晕,晕厥急性低血压。

休,休克急性低血压。

质,体质性低血压。

位,体位性低血压。

髓,脊髓性低血压。

染,感染性低血压。

内,内分泌性低血压。

营,营养不良性低血压。

心,心脏性低血压。

妊,妊娠晚期低血压。

药,药物性低血压。

特发,特发性低血压。

低,低血压。

.

紫绀:

肺,肺源性紫绀。

心,心源性紫绀。

全,全身性疾病紫绀。

局,局部性疾病紫绀。

异,异常血红蛋白衍生物/异常色素异物沉着紫绀。

真,真性红细胞增多症紫绀。

绀,紫绀。

心脏杂音:

先,先天性心脏病。

原,原发性心肌病。

生,生理性杂音。

病,病理性杂音。

染,感染性杂音。

缔,结缔组织病杂音。

脱,二尖瓣脱垂综合征杂音。

心脏增大：
衰,心衰心脏增大。
炎,心肌炎心脏增大。
病,心肌病心脏增大
畸,畸形心脏增大。
错,错位心脏增大。
息,息室心脏增大。
瘤,左房黏液瘤心脏增大。

心包积液：
染,感染心包积液。
缔,结缔组织病心包积液。
代,代谢性疾病心包积液。
瘤,癌瘤心包积液。
其,其他因素心包积液。
包液,心包积液。

口腔损害：
染,感染性口腔损害。
营,营养不良性口腔损害。
缔,结缔组织病性口腔损害。
湿,风湿免疫性口腔损害。
瘤,肿瘤性口腔损害。
口害,口腔损害。

吞咽困难：
神,神经性吞咽困难。
肌,平滑肌痉挛吞咽困难。
缔,结缔组织病吞咽困难。
破,破伤风吞咽困难。
犬,狂犬病吞咽困难。
毒,中毒性吞咽困难。

功,功能性吞咽困难。

呕吐:
十一系统皆生吐,只要刺激了呕吐中枢就可以呕吐。

上消化道出血:
食,食管静脉丛曲张破裂上消化道出血。
胃,胃疾病上消化道出血
胆,胆病上消化道出血。
胰,胰腺病变上消化道出血。
药,药物性上消化道出血。
出血,全身出血性疾病上消化道出血。
血,血液病上消化道出血。
尿,尿毒症上消化道出血。
激,应激性上消化道出血。
心,心血管病上消化道出血。
钩,钩虫病上消化道出血。
缔,结缔组织病性上消化道出血。
瘤,癌瘤上消化道出血。

便血:
肛,肛门病便血。
直,直肠性便血。
结,结肠性便血。
小,小肠性便血。
上,上消化道性便血。
脉,血管性便血。
全,全身性疾病便血。

腹泻:
肠,肠病性急性腹泻。
毒,食物中毒性急性腹泻。

染,感染性急性腹泻。

癜,紫癜性急性腹泻。

变,变态反应急性腹泻。

尿,尿毒症急性腹泻。

内,全身感染急性腹泻。

染,感染性慢性腹泻。

虫,寄生虫性慢性腹泻。

炎,炎性肠病慢性腹泻。

其,其他性,放射性肠炎、嗜酸粒细胞性胃肠炎。

瘤,肿瘤性慢性腹泻。

胰,胰源性慢性腹泻。

胃,胃源性慢性腹泻。

肝,肝病性慢性腹泻。

胆,胆病性慢性腹泻。

甲,甲状腺病慢性腹泻。

肾,肾源性慢性腹泻。

垂,垂体性慢性腹泻。

尿,尿毒性慢性腹泻。

糖,糖尿病慢性腹泻。

糙,糙皮病慢性腹泻。

食,食物性慢性腹泻。

免,免疫性慢性腹泻。

硬,硬皮病慢性腹泻。

肠,结肠激惹性慢性腹泻。

神,神经性慢性腹泻。

颓,谐韵。

急性腹痛:

急性腹痛放射肩,急性腹痛向肩部放射与胆、胃十二指肠穿孔有关。

胆,胆囊炎、胆管梗阻急性腹痛。

小,小肠病变急性腹痛。

大,大肠病变急性腹痛。

肾,绞痛,结石急性腹痛。

阑,阑尾病变急性腹痛。

胆,胆囊结石急性腹痛。

胃,胃穿孔急性腹痛。

肠,小肠结肠病变急性腹痛。

胰,胰腺病变急性腹痛。

肾,肾脏病变急性腹痛。

宫,子宫病变急性腹痛。

直,直肠病变急性腹痛。

胆,胆囊病变急性腹痛。

胃,胃病变急性腹痛。

肠,肠病变急性腹痛。

胰,胰病变急性腹痛。

脾,脾病变急性腹痛。

妊,宫外孕急性腹痛。妊娠有关的急性酸痛。

肝,肝破裂病变急性腹痛。

炎,炎症性病变急性腹痛。

孔,穿孔病变急性腹痛。

塞,阻塞病变急性腹痛。

出,出血病变急性腹痛。

脉,脉管性病变急性腹痛。

扩,急性胃扩张病变急性腹痛。

经,痛经病变急性腹痛。

胸,胸部疾病病变急性腹痛。

毒,中毒病变急性腹痛。

代,代谢性疾病病变急性腹痛。

变,变态反应性疾病病变急性腹痛。

缔,结缔组织性疾病病变急性腹痛。

溶,溶血病变急性腹痛。

看,谐韵。

慢性腹痛:

消,消化系病变慢性腹痛。

泌,泌尿系病变慢性腹痛。

生,生殖系病变慢性腹痛。

梗,梗阻性病变慢性腹痛。

癌,癌瘤性慢性腹痛。

代,代谢性疾病慢性腹痛。

虫,寄生虫性慢性腹痛。

敏,过敏性病变慢性腹痛。

内,内分泌病变慢性腹痛。

缔,结缔组织病变慢性腹痛。

神,神经性慢性腹痛。

石,结石慢性腹痛。

瘜,息肉性慢性腹痛。

核,结核慢性腹痛。

黄疸:

溶,溶血性黄疸。

肝,肝细胞性黄疸。

代,代谢异常性黄疸。

阻,阻塞性黄疸。

内,肝内阻塞性黄疸。

外,肝外阻塞性黄疸。

疸,黄疸。

腹水:

心,心脏性腹水。

肝,肝病性腹水。

腹,腹膜炎腹水。

肾,肾病性腹水。

营,营养不良性腹水。

其,其他因素性腹水。

水,腹水。

腹部肿块：

消，消化系病变腹部肿块。

泌，泌尿系病变腹部肿块。

生，生殖系病变腹部肿块。

膜，腹膜病变腹部肿块

瘤，肿瘤腹部肿块。

囊，囊肿腹部肿块。

炎，炎症性腹部肿块。

肝大：

染，感染性肝大。

毒，中毒性肝大。

淤胆，瘀胆性肝大。

代，代谢性肝大。

硬，硬化性肝大。

缔，结缔组织病性肝大。

脾大：

染，感染性脾大。

淤，淤血性脾大。

血，血液病性脾大。

缔，结缔组织病性脾大。

瘤，肿瘤性脾大。

囊，脾囊肿脾大。

脾，脾大。

淋巴结肿大：

染，感染性淋巴结肿大。

敏，过敏性淋巴结肿大。

蛇，蛇毒性淋巴结肿大。

虫，寄生虫性淋巴结肿大。

缔，结缔组织病性淋巴结肿大。

瘤,肿瘤性淋巴结肿大。

结,结节病淋巴结肿大。

贫血:

失,失血性贫血。

溶,溶血性贫血。

造,造血异常性贫血。

贫,贫血。

大,大细胞性贫血。

正,正色素正细胞性贫血。

小,低色素小细胞性贫血。

出血:

癜,紫癜。

出,出血性毛细血管扩张症。

脉,脉管因素。

板,血小板因素。

外,外伤。

凝,凝血障碍。

异,血小板功能异常。

尿少:

前,肾前性尿少。

肾,肾性尿少。

后,肾后性尿少。

功,功能性尿少。

器,器质性尿少。

尿梗,尿路梗阻尿少。

脓尿:

泌,泌尿系感染。

生,生殖系感染。

阑,阑尾炎。

盆,盆腔炎。

管,输卵管炎。

尿脓,脓尿。

多尿:

垂,垂体性多尿。

胰,胰源性多尿。

旁,甲状旁腺性多尿。

醛,醛固酮增多症多尿。

球,肾小球性多尿。

盂,肾盂肾炎性多尿。

管,肾小管性多尿。

失钾,失钾性肾病多尿。

高钙,高血钙性多尿。

脉,血管性多尿。

塞,部分肾动脉闭塞多尿。

神,精神性多尿。

血尿:

石,结石性血尿。

炎,炎症性血尿。

瘤,肿瘤性血尿。

畸,畸形血尿。

伤,外伤性血尿。

药,药物性血尿。

染,感染性血尿。

血,血液病血尿。

缔,结缔组织病血尿。

变,变态反应性血尿。

心,心脏性血尿。

内,内分泌性血尿。

代,代谢性血尿。

感,感染血尿。

运动,运动性血尿。

特发,特发性血尿。

紫癜肾,血尿。

阑,阑尾炎血尿。

盆,盆腔炎血尿。

直,直肠病变血尿。

结,结肠病变血尿。

宫,子宫病变血尿。

巢,卵巢病变血尿。

管,输卵管病变血尿。

血红蛋白尿:

卟啉,血卟啉病紫质尿。

肌红,肌红蛋白病。

黑酸,黑酸病尿。

色,黑色素尿。

尿溶,尿路溶血。

血溶,血管内溶血。

肾梗,肾动脉梗死。

红,红色。

蛋白尿:

功,功能性蛋白尿。

体,体位性蛋白尿。

病,病理性蛋白尿。

蛋,蛋白尿。

重,重度蛋白尿。

中,中度蛋白尿。

轻,轻度蛋白尿。

原,原发性蛋白尿。

球,肾小球性蛋白尿。

管,肾小管性蛋白尿。

放,放射性蛋白尿。

遗,遗传性肾病蛋白尿。

其,其他性蛋白尿。

继,继发性蛋白尿。

栓,血栓性蛋白尿。

染,感染性蛋白尿。

毒,中毒性蛋白尿。

瘤,肿瘤性蛋白尿。

炎,炎症性蛋白尿。

坏,坏死性蛋白尿。

间,间质性蛋白尿。

炎,肾炎蛋白尿。

病,肾病蛋白尿。

糖,糖尿病性蛋白尿。

压,高血压性蛋白尿。

妊,妊娠性蛋白尿。

淀,淀粉样变性蛋白尿。

缔,结缔组织病性蛋白尿。。

甲状腺肿:

亢,甲亢甲状腺肿。

胶,甲状腺树胶肿甲状腺肿。

瘤,肿瘤甲状腺肿。

癌,癌瘤甲状腺肿。

炎,甲状腺炎甲状腺肿。

脉,血管瘤性甲状腺肿。

转,转移癌甲状腺肿。

骨松骨增(骨质疏松骨质增生):

废,失用性骨质疏松骨质增生。

内,内分泌性骨质疏松骨质增生。

蛋,蛋白质不足骨质疏松骨质增生。

颓,颓败,成骨不全不良骨质疏松骨质增生。

特,特发性骨质疏松骨质增生。

软,骨质软化骨质疏松骨质增生。

纤,纤维骨病骨质疏松骨质增生。

高大体型:

体质,体质因素高大体型。

青春,青春期因素高大体型。

肥,肢端肥大。

巨人,巨人症。

性,性腺疾病。

丘,下丘脑疾病。

垂,垂体疾病。

睾,睾丸疾病。

马,马凡氏综合征。

胱人,高胱氨酸尿症。

矮小体型:

体质,体质因素矮小体型。

青春,青春期矮小体型。

家族,家族因素矮小体型。

原,原基性矮小。

营,营养不良矮小体型。

代,代谢性矮小体型。

内,内分泌性矮小体型。

骨,骨骼疾病矮小体型。

矮小身,矮小身材。

肥胖:

单纯,单纯性肥胖。

神,神经性肥胖。

内,内分泌性肥胖。

药,药物性肥胖。

肥胖,肥胖症。

消瘦:

质,体质因素消瘦。

神,神经性消瘦。

内,内分泌性消瘦。

耗,消耗性消瘦。

消,消化不良性消瘦。

吸,吸收不良性消瘦。

临,谐韵。

创,创伤性消瘦。

烧,烧伤性消瘦。

药,药物性消瘦。

神,精神性消瘦。

胰,胰源性消瘦。

肝,肝病性消瘦。

胃,胃病性消瘦。

甲,甲状腺疾病消瘦。

糖,糖尿病消瘦。

肾,肾病消瘦。

垂,垂体性消瘦。

松,松果体性消瘦。

瘦陈,消瘦的因素陈述。

低血糖状态:

胰,胰腺因素低血糖状态。

垂,垂体因素低血糖状态。

肾,肾病变低血糖状态。

α,胰岛 α 细胞功能减退异低血糖状态。

甲,甲状腺病变低血糖状态。

肝,肝病性低血糖状态。

神,神经性低血糖状态。

药,药物性低血糖状态。

代,代谢性低血糖状态。

失用,利用葡萄糖过多性低血糖状态。

多,葡萄糖丧失过多。

少进,食入糖类过少。

头痛:

内,颅内病变头痛。

外,颅外病变头痛。

全,全身病变头痛。

神,神经官能症头痛。

染,感染性头痛。

脉,血管性头痛。

瘤,肿瘤性头痛。

伤,外伤性头痛。

血,血液病性头痛。

癫,癫痫性头痛。

癔,癔病性头痛。

心,心源性头痛。

毒,中毒性头痛。

暑,中暑性头痛。

眩晕:

美,美尼尔氏综合征眩晕。

迷,迷路性眩晕。

耳,耳源性眩晕。

庭,前庭性眩晕。

位,位置变动性眩晕。

晕周,周围性眩晕。

脉,血管性眩晕。

瘤,肿瘤性眩晕。

染,感染性眩晕。

变,变态反应性眩晕。

癫,癫痫性眩晕。

其,其他眩晕。

枢,中枢性眩晕。

大脑功能减退:

大脑三退,大脑机能减退三联征。

晕,眩晕。

眠,失眠。

忘,健忘。

小脑疾病:

小脑三叠,小脑病变三叠征。

痛,头痛。

吐,呕吐。

晕,眩晕。

晕厥:

脉,脉管性晕厥。

心,心源性晕厥。

脑脉,脑血管性晕厥。

血,血源性晕厥。

昏迷:

全,全身性疾病昏迷。

内,内分泌疾病昏迷。

毒,中毒性昏迷。

颅,颅内疾病昏迷。

疝,脑疝昏迷。

染,感染性昏迷。

肝,肝性昏迷。

肾,肾性昏迷。

垂,垂体性昏迷。

糖,糖尿病酮症性昏迷。

甲,甲亢性昏迷。

粘,黏液性水肿昏迷。

酸,酸中毒昏迷。

低糖,低血糖昏迷。

肾,尿毒症昏迷。

肺,肺源性昏迷。

电水,水电解质紊乱性昏迷。

毒,中毒性昏迷。

物,物理高热昏迷。

氧,缺氧性昏迷。

染,感染性昏迷。

脉,脑血管性昏迷。

伤,脑外伤昏迷。

癫,癫痫性昏迷。

脑膜刺激征:

假,假性脑膜炎脑膜刺激征。

染,感染性脑膜刺激征。

缔,结缔组织病性脑膜刺激征。

瘤,肿瘤性脑膜刺激征。

药,药物性脑膜刺激征。

脉,血管性脑膜刺激征。

脓,化脓性脑膜炎脑膜刺激征。

共济失调不随意运动:

全,全身性癫痫不随意运动。

局,局部性癫痫不随意运动。

植,自主神经性癫痫不随意运动。

续,癫痫持续状态不随意运动。

特,特发性癫痫不随意运动。

颅,颅内病变不随意运动。

躯,躯体病变不随意运动。

中毒,中毒性不随意运动。

物,物理性不随意运动。

损,外伤性不随意运动。

癔,癔病不随意运动。

拘,拘挛。

钙,低钙性不随意运动。

破,破伤风不随意运动。

犬,狂犬病不随意运动。

热,热痉挛不随意运动。

面,面肌痉挛不随意运动。

痛,痛性痉挛不随意运动。

秽,抽动秽语综合征不随意运动。

帕,帕金森氏症不随意运动。

舞,小舞蹈病不随意运动。

豆,肝豆状核变性不随意运动。

扭,扭转痉挛不随意运动。

投,投掷证不随意运动。

纹,纹状体病不随意运动。

徐,手足徐动症不随意运动。

染,感染性共济失调。

脉,血管性共济失调。

瘤,肿瘤性共济失调。

脱,脱髓鞘病变共济失调。

先,先天性共济失调。

外,外源性中毒共济失调。

变,变态反应性共济失调。

共济失调不随意。

瘫痪：

上，上位神经源性瘫痪。

下，下位神经源性瘫痪。

髓，脊髓病变瘫痪。

脑，脑病性瘫痪。

角，脊髓前角病变瘫痪。

根，前根型瘫痪。

周，周围性瘫痪。

肌，肌无力性瘫痪。

痹，周期性麻痹。

营，进行性肌营养不良性瘫痪。

炎，神经炎症性瘫痪。

毒，肉毒中毒性瘫痪。

豚，河豚中毒瘫痪。

癔，癔病性瘫痪。

关节痛：

脊，脊柱关节痛。

碗，腕关节痛。

手，手关节痛。

肘，肘关节痛。

肩，肩关节痛。

颞，颞关节痛。

颌，下颌关节痛。

髋，髋关节痛。

骶，骶髂关节痛。

膝，膝关节痛。

距，距关节痛。

足，足关节痛。

寰枢，寰枢关节痛。

风湿痹症分类：

C,CTD,结缔组织病。

S,SpA,血清阴性的脊柱关节病。

感,感染性骨关节病。

晶,晶体性骨关节病。

风骨,风湿骨病。

骨外风,骨外风湿病。

七其,第七类其他性风湿关节病。

八系,第八类系统性疾病引起的骨关节病。

都在风湿中,这八类都属于风湿免疫病范畴。

风湿痹症表现:

痛,疼痛,关节痛,肌肉痛,神经痛。

麻,麻木,感觉异常。

肿,肿胀。

痒,瘙痒;多见于荨麻疹。

热,发热。

僵,僵硬、晨僵。

疲,疲劳乏力。

皮,皮肤损害。

黏,黏膜损害。

光,怕光,光过敏。

发,脱发。

窍,五官九窍,鼻,眼,口腔……

诺,雷诺氏现象。

系,系统性异常,心、脑、肾损害……

风湿痹症用化学药:

N,NSAID,止痛药。

C,CS,泼尼松类。

D,DMARD,慢性作用抗风湿药。

毒,细胞毒药。

调,免疫调节药。

生,生物制剂。

专,专用抗痛风药。

美,美洛昔康、尼美舒利、塞利西卜……

强,强的松、强的松龙、曲安奈德……

金,金制剂、青霉胺、沙利度胺……

甲,氨甲蝶呤、硫唑嘌呤、环孢素 A、环磷酰胺……

来,来氟米特、霉酚酸酯……

免,免疫球蛋白……

仙,秋水仙碱、丙磺舒、苯溴马隆、别嘌醇。

类风湿性关节炎:

僵,每天晨僵时间超过 1 小时,6 周以上。

肿,3 个以上关节肿,6 周以上。

肿,腕掌关节 MIP、掌指关节 MCP、近端指指关节 PIP 肿胀,6 周以上。

肿,对称性关节肿胀,6 周以上。

节,皮下结节。

X,X 线手关节损害征象。

R,RF 滴度1∶32以上。

四条类风可怕,有上述四条即可确诊,类风关不易除根。

红斑狼疮:

蝶,面部蝶形红斑。

盘,面部盘状红斑。

光,光过敏。

口,口腔损害。

关,关节炎。

浆,浆膜炎。

肾,肾损害。

神,神经精神损害。

血,血液化验异常。

免疫,免疫学检验异常抗 SM ＋、狼疮细胞 ＋……

ANA,抗核抗体阳性。

上述 11 项中有 4 项或 4 项以上即确诊。

红斑狼疮难症:

LN 六个症,难治性狼疮肾有 6 个病理类型。

弥,弥漫性损害。

膜,膜性损害。

硬,硬化性损害。

不好弄,不好治疗。

红斑狼疮评估:

癫,癫痫:8 分。

精,精神异常:8 分。

脑,脑损害:8 分。

视,视网膜病变:8 分。

神,神经损害:8 分。

头,头痛:8 分。

脑,脑血管意外:8 分。

脉,脉管炎:8 分。

关,关节病变:4 分。

肌,肌肉炎变:4 分。

管,管型尿:4 分。

血,血尿:4 分。

蛋,蛋白尿:4 分。

脓,脓尿:4 分。

发,脱发:2 分。

黏膜,黏膜损害:2 分。

包,心包炎:2 分。

补,补体 C3、C4 减少:2 分。

抗,抗 ds - DNA 抗体增高:2 分。

热,发热超 38°C:1 分。

板,血小板下降:1 分。

白,白细胞下降:1 分。

狼疮 DAI,狼疮病情评估:0~4 分基本无活动;5~9 分轻度活动;10~14 分中度活动;大于 15 分重度活动。

结节性动脉炎:

瘦,消瘦体重下降超过 4kg。

斑,网状青斑。

睾,睾丸疼痛或触痛。

肌,弥漫性肌痛、肌无力;下肢肌触痛。

神,单或多神经痛。

压,血压舒张压超过 90mmHg。

氮,氮质血症血肌酐超过 132.6μmol/L;血尿素氮超过 14.28μmol/L。

乙,乙肝标记物 HBsAg + 或 HBsAb + 。

影,动脉造影血管栓塞、动脉瘤。

活检,中小动脉活检,动脉壁有粒细胞/单核细胞浸润。

PAN,结节性动脉炎。上述 10 条有 3 条即可确诊。

成人斯蒂尔病:

ASD,成人斯蒂尔病。

热,发热。

皮,皮肤损害红斑。

关,关节痛、肌肉痛。

成人斯蒂尔。

超抗原,细菌或病毒分泌的小分子量蛋白质,有毒。

CREST:

皮肤钙质沉积 C。

雷诺氏现象 R。

食管运动障碍 E。

指趾硬化 S。

毛细血管扩张 T。

PM/DM(多发性肌炎/皮肌炎):

肌,肌炎、肢带肌/颈前屈肌对称性无力、吞咽困难呼吸肌无力。

检,活检病肌变性、坏死、被吞噬、再生、单个粒细胞浸润。

酶,肌酶增高 CK/AST/LDH/ALD……

电,肌电图肌源性损害。

皮,皮肤特征皮疹。

PM/DM 提,提起对多发性肌炎/皮肌炎的诊断。

川崎病:

手,手病。

足,足病。

口,口病。

眼,眼病。

肿淋巴,急性非化脓性颈淋巴结肿大。

川崎,川崎病。

皮疹,多形性皮疹。

周38,高热38°C 一周以上。

CSS(变应性肉芽肿性血管炎诊断):

哮,哮喘。

E,嗜酸细胞增多。

神,神经炎。

肺,非固定性肺浸润。

鼻窦,鼻窦炎。

浸,血管外嗜酸性粒细胞浸润。

CSS 四条可确认,具备四条确认 CSS。

AS:

骶髂关节炎确定。

再有一事定 AS,如胸、腰、腹股沟、臀、下肢疼痛或不适;夜间痛或晨僵;活动后缓解;不对称性外周大关节炎,尤其是下肢大关节单关节炎;足跟痛或其他附着点病;急性葡萄膜炎。HLA － B27 阳性。

韦格内肉芽肿:

肉芽韦格内。

上呼,上呼吸道病变。

下呼,肺内小气管病变。

肾,肾病变。

大动脉炎:

40,四十岁以下。

跛,间歇性跛行。

搏减,脉搏减弱。

20 差,左右肢收缩压差别超过 20mmHg。

杂,锁主动脉处杂音。

影,血管造影狭窄阻塞。

BD:

口,口腔病。

眼,眼炎。

皮,皮肤改变。

殖,生殖道炎症。

刺,针刺伤处溃烂。

BD 三条是,有三条诊断 BD。

舍格伦综合征:

口,口腔病变。

眼,眼症状。

眼,眼体征。

检,组织学检查。

涎,涎腺损害。

AB,抗 SSA、抗 SSB。

四六两条舍格须,第 4 与第 6 两条是诊断舍格伦病的必需条件。

RP:

耳,耳软骨炎。

鼻,鼻软骨炎。

喉,喉软骨炎。

眼,眼炎。

关,关节炎。

RP,复发性软骨炎。

必有三,至少有 3 条。

风湿热:

心,心脏炎。

关,关节炎。

舞,舞蹈病。

环,环形红斑。

皮,皮下结节。

痛,关节痛。

热,发热。

沉,血沉加速。

心 P,心电图 PR 间期延长。

RS(赖特综合征):

关,关节炎。

尿(宫颈),尿路炎。

眼,眼炎。

完全是三,完全性 RS 具备上述 3 条。

二不全,不全性 RS 具备上述两条。

OA(骨关节炎):

痛,关节痛。

僵,关节僵硬。

肿,关节肿胀。

畸,关节畸形。

摩擦,骨摩擦音。

障,关节运动障碍。

原,原发性 OA。

侵,侵蚀性 OA。

特,特发性骨肥厚。

韧,韧带硬化。

髌,髌骨软化。

OA,骨关节炎。

风湿痹症具体病症总括:

幼,幼年类风湿性关节炎。

狼,红斑狼疮 SLE。

硬,多发性硬化症 ScL。

肌,皮肌炎 DM/多发性肌炎 PM。

混,混合性结缔组织病 MCTD。

血,系统性血管炎 SV。

类,类风湿性关节炎 RA。

癜,过敏性紫癜 HsP。

舍,舍格伦证 SS。

脂,脂膜炎 NP。

软,复发性多软骨炎 RP。

E,特发性高嗜酸性粒细胞增多症 IHES。

遗,遗传的马凡病 MS、爱当病 EDS。

贝,贝赫切特氏病。BD。

强,强直性脊柱炎 AS。

风,风湿热 RF。

瑞,瑞特综合征(赖特综合征)RS。

银,银屑病性关节病 PsA。

反,反应性关节病 ReA。

肠,肠病性关节病 EA。

阴,血清阴性的脊柱关节病 SpA。

染,感染性关节病。

淋,淋病性关节病。

结,结核性关节病。

莱,莱姆病。

乙,乙肝性关节病。

布,布鲁氏菌病性关节病。

溃,溃腐化脓性关节病。

痛风,Gout。

假磷,假性痛风,磷酸钙沉积。

固,类固醇性关节病。

炎,骨关节炎 OA。

松,骨质疏松症。

软,骨软化症。

坏,骨坏死,股骨头坏死。

大,大骨节病。

畸,畸形性骨炎。

密,致密性骨炎。

神,神经源性骨关节病 NA,夏柯氏关节。

颓,骨发育不良——成骨不全。

囊,腱鞘囊肿。

鞘,腱鞘炎。

腰,风湿腰痛。

纤,纤维肌痛 FS。

湿,风湿疼痛综合征。

疲,慢性疲劳综合征。

肝,自身免疫性肝病 AHI。

结,结节病。

网,多中心网状组织增多症 MRHC。

化,原发性腹膜后纤维化 RPF。

血,血液病性风湿。

免,免疫缺陷风湿。

瘤,肿瘤性风湿。

内,内分泌代谢性风湿。

3. 诊察全面内容——每日必览

1)体质:木性人、火性人、土性人、金性人、水性人。

身高(过高、过矮)、胖瘦(肥胖、消瘦)……

2)素质:圣、贤、君、士、庸……

3)年龄:小儿、少年、青年、壮年、老人……

4)性别:女人、男人、两性人……

5)职业:伏案、电脑、建筑、搬运、农业、水产、矿山、体力、脑力……

6)工龄;

7)一般症状:

T、P、R、BP、神态、皮肤黏膜、表浅淋巴结(肿大)、用药史、过敏史、冶游史、接触史、高血压/低血压。体温:发热、发热恶寒、潮热、往来寒热、壮热、低热、间歇热、弛张热、稽留热、波状热、不规则热、午后潮热、阴虚潮热、局部热……恶寒、盗汗、自汗、食后汗、惊恐汗、劳累汗、亡阴汗、亡阳汗、疼痛汗、更年汗、躁汗、特殊部位出汗(饮水量、口渴程度、疲乏)、浮肿、水肿、胸水、腹水、心包积水、脑积水、隐形水肿、部位(性质、始发、进展)……面色、面容、面红、面青、面白、面黄、面黑……狼疮面、梅毒面、休克面、胃肠穿孔面、失血面、肾虚面、醉酒面、中毒面、亡阳面、亡阴面、气虚面、甲亢面、尿毒症面、风心病面、结核面、营养不良面、痛苦面、疼痛面、忧伤面、恼怒面、羞臊面、虚伪面、口蜜腹剑面、鹰视狼顾面、植物面、支吾面、冷淡面、扫兴面、尽兴面、祈求面、敲诈面、玩笑面、装腔作势面、恐惧面、疲惫面、同意面、赞许面、失望面、木强面、虚脱面、癔病面……

望舌、形、色、神、态,舌质、舌苔、感觉、舌运动。

淤点、淤斑、出血……

8)神经精神症状:惊厥、谵妄、兴奋状态、抑郁状态、痴呆、失眠、睡眠过度、神经痛、言语障碍、瘫痪、不自主运动、疼痛、麻木、胀满、瘙痒、神色、意识状况、抽搐、健忘、眩晕、眼花、头痛、头涨、喷射状呕吐、灵动、警觉、多疑、轻信、多语、寡言、头目不清、语无伦次、呓语、狂乱、癫痫、昏厥、嗜睡、昏睡、昏迷、面肌瘫痪、口角歪斜、共济失调(摇)、偏瘫……梅核气征、浅反射、深反射、脑膜刺激征(克布项强)、传导路、生理反射、病理反射、三叉神经痛扳机点、舌咽神经痛触发点、迷走神经反射、弗氏征、陶氏征、龙伯氏征……面肌瘫痪、口角歪斜……运动障碍、感觉障碍、内脏神经障碍、皮层障碍、精神障碍、倾倒综合征、神经衰弱症、头部异常、颈部异常、腰部异常、胸部异常、腹部异常、四肢异常……

9）内分泌、血液及代谢系症状：贫血、出血倾向、淋巴结肿大、甲状腺肿大、糖尿、脾/肝肿大、免疫力、破裂、反复感冒、疲劳、乏力……

眼圈发黑、疲惫貌、眼干、失眠、健忘、腰酸……头昏脑涨、腰膝酸软、形寒肢冷、五心烦热、心悸失眠、头晕眼花、厌恶男女之事、阳强、多欲……

10）运动器官症状：颈痛、肩痛、背痛、腰痛、四肢痛、肢体麻木、肌肉萎缩、脊柱与四肢畸形。

颈椎压痛、活动度、运动受限、牵涉痛、椎基动脉供血不足、神经根压迫、交感链压迫、脊髓压迫……

风池、哑门、百会、肾区、环跳、股骨头……：压痛、麻木、肿块、瘙痒、知觉、颜色、活动度、跳动、搏动、血流方向、温度、湿度、滑涩、反跳痛、肌卫、胀、酸……

脊柱：位置、压痛、叩击痛、活动度、伴随症状、腰间盘病、坐骨神经痛征。

四肢：感觉、活动度、颜色、静脉曲张、紫癜、水肿、关节形态、关节活动情况、外伤……

姿势、四肢活动、步态、体位……

11）皮肤及其附属器、黏膜、淋巴结症状：斑疹、疱疹、瘙痒、溃疡、皮肤结节、皮肤色素异常、蜘蛛痣、皮肤黏膜、黄染、皮损、紫癜、肿物、水肿、凹陷性水肿、象皮肿、水肿范围……

表浅淋巴结肿大、大小、数目、压痛、质地、活动度、引流……

脱发、油风、头癣、荨麻疹、带状疱疹。

12）眼症状

眼花、视力障碍。

眼睑浮肿、贫血眼、黄疸眼、近视眼、斜视眼、散光眼。

有机磷中毒眼、嗜睡眼、昏迷眼、死亡眼、戴眼反折、眉毛、眼眵、目赤、眼球震颤、对光反射、辐辏反射、角膜反射。

眼睑下垂、巩膜黄染、瞳孔形态、瞳孔大小、直接对光反射、间接对光反射、晶状体。

视物昏花、飞蚊征、眼球突出、眼球涨痛、眼球运动、溢泪、脓泪、泪囊炎、眼底、眼睑黑晕、视野……

13）耳痛、耳鸣、耳聋、耳道流脓、乳突压痛、耳轮焦黑、听力……

14）鼻塞、喉鸣：鼻溢液、鼻出血、鼻室、衄衊、嗅觉失灵。

发音、扁桃体、咽痛、咽炎、声音嘶哑、喉炎、会咽炎。

15）牙痛、牙龈出血、牙齿松动、腮腺肿大：口唇颜色、口周疱疹、口周皱裂、口角炎、唇炎、口腔溃疡、口苦、口甜、口渴……

16）呼吸系统症状

咳嗽、咳痰、咯血、呼吸困难、胸水、颈部肿块、短气、低声、憋气、鼾、咽痒……

（咳黄痰、咳白痰、咳血痰、咳无痰、咳脓痰）

呼吸音、啰音、胸膜摩擦音、清音、浊音、过清音、实音、肺肝界、心界……紫绀、粟粒影、球型影、肺门影增大、纵隔影增宽。

喘征、哮征、脓胸、肺炎征、肺心病征……

陈施氏呼吸、叹息样呼吸、粗大呼吸、呼多吸少、疼痛呼吸、酮味呼吸、尿素味呼吸。

血腥味呼吸、语颤、语音传导、呼吸动度。

劳力性呼吸困难、端坐呼吸、血性泡沫痰……

上气、叹息、胸闷、胸痛、纵隔肿瘤、气胸、胸水、喉肌痉挛、膈肌痉挛……

17）胸廓异常：乳房肿痛征、乳块、乳少、乳头溢血、乳胀、乳腺增生、乳癌。

18）循环系统症状

胸闷、胸痛、血压异常、发绀、心脏增大、心包积液、心包炎、心悸、怔忡、心烦、心前区疼痛、疼痛传导、心音、心率、心律、心杂音、心包摩擦音、心尖搏动、猫喘、血管、血管杂音、血管硬度、血管弹性、奇脉、重脉、水冲脉。

心律失常脉、颈静脉怒张、肝颈返流征……

雀啄、鱼翔、虾游、屋漏、弹石、解索。

浮、洪、虚、散、芤、濡、微、革。

沉、伏、牢、实、弱、细。

迟、涩、结、代、缓。

数、滑、紧、促、动、疾。

弦、长、短……

19）消化系统症状

140

吞咽困难、食欲异常、呕吐、呃逆、呕血、胃痛、胃胀、腹痛、腹胀、腹水、腹部肿块、腹泻,胃癌征,便秘、便血、肛门肿痛,食管癌征,胁痛、黄疸、肝大、脾大,大便时间、量,性状如便秘、便溏、初硬后溏、夹血、柏油便、五更泻、食后泻,多饮、多食、多尿、消瘦……

胁痛、背痛、传导、叩痛、压痛、反跳痛、肌卫……胆囊征、阑尾征、结石征、穿孔征、胰腺征……

呛水、恶心、口重、口臭、吞酸、嗳气、吐血、朝食暮吐、吐黄水、吐血水、吐虫、食入即吐……

腹大、腹胀、腹水、腹壁静脉流向、疝气……

20）泌尿系统症状

少尿与无尿、多尿、遗尿、小便失禁。

腰痛、腰酸、水肿、肾上腺征、肿瘤、多囊肾征、肾炎征、结石征、肾小球征、肾小囊征、尿频、尿急、尿痛、尿崩症尿、淋证尿、结石尿、黄疸尿、尿毒症尿、肾炎尿、遗尿、脓尿、乳糜尿、血尿、痛风尿……

高血压肾损害征、蛋白尿。

21）生殖系统症状

月经异常、阴道流血、痛经、白带增多、不孕、阴痒、阴痛、女性下腹部肿块、子宫脱垂。

阳痿、遗精、早泄、精液异常、阴囊肿大、阴茎睾丸肿痛。

孕:月份、发育、伴随异常、宫外孕……

经:期、量、色、质、肌瘤征、癌征、闭经、痛经、崩漏征……

产:自然生、剖腹产、大小便、汗、饮食、睡眠……

乳:痛、滞、肿、泌乳量、吸出量、色、质……

带:红带、黄带、白带、青带、黑带、脓带、真菌带、滴虫带。

恶露:量、性质……

第六节　断病证

1. 口诀

表里　神内运感免血统,呼循消泌生五行,气血经络三焦证,卫气营血和六经。

虚实　气血阴阳诸虚损,六淫疫疠外感明,食劳虫兽仆毒刃,痰饮淤血赘骨情。

寒热 代遗营免寿亢减,热炎孔塞瘾瘤伤,血栓出贫肿敏氧,硬萎囊功亚健康。

阴阳 得神失神断预后,阴证阳证知重轻,亡阴亡阳生死判,色脉舌象气神精。

2. 断病口诀的含义

表里——提挈发病部位的纲领,查明并确定发生疾病事件的处所及时间。

神,疾病的神经系统分布;

内,疾病的内分泌系统分布;

运,疾病的运动系统分布;

感,疾病的感觉系统分布;

免,疾病的免疫系统分布;

血统,疾病的血液系统分布;

呼,疾病的呼吸系统分布;

循,疾病的循环系统分布;

消,疾病的消化系统分布;

泌,疾病的泌尿系统分布;

生,疾病的生殖系统分布;

五行,疾病的五脏分布;

气血,疾病的气血分布

经络,疾病的经络分布;

三焦证,疾病的三焦分布;

卫气营血,传染病的分布;

六经,外感病的分布。

虚实——提挈发病原因的纲领,查明确定发生疾病事件的原因、诱因。

气血阴阳诸虚损,一切正常物质机能生命力的不足或丢失;

六淫疫疠外感明,一切微生物因素侵犯;

食,饮食不当;

劳,劳逸,劳力、劳心、房劳过度与过逸;

虫兽,昆虫野兽伤害;

仆,外伤;

毒,中毒;

刃,金属伤害;

痰饮,水液代谢异常;

淤血,血液异常;

赘骨,废用之骨为患;

情,情绪致病。

寒热——提挈发病病理状态的纲领,查明确定发生疾病事件的形态异常、结构异常、机能异常状态的结果。

代,代谢异常;

遗,遗传异常;

营,营养不良;

免,免疫异常;

寿,自然衰老;

亢,亢进;

减,衰退;

热,发热;

炎,炎症、变质、渗出、增生;

孔,穿孔;

塞,梗死、梗阻;

瘜,息肉;

瘤,肿瘤;

伤,伤口;

血,血液异常;

栓,血栓;

出,出血;

贫,贫血;

肿,水肿、肿胀、肿块;

敏,过敏;

氧,缺氧;

硬,硬化;

萎,萎缩;

囊,囊肿;

功,功能异常;

亚健康,血压、血脂、血糖、体重超常,疲劳、免疫失调。

阴阳——提挈疾病预后转归的纲领,查明确定发生疾病事件的演变趋势、结局。

得神失神断预后,得神者昌,失神者亡;

阴证阳证知重轻,阴证多久、长、慢;阳证多快、短、速;

亡阴亡阳生死判,物质与机能衰竭/丧失,不抢救必死;

色脉舌象气神精,宏观把握皮色、脉象、舌象、呼吸、意识、精华物质的情况。

第七节　药方

临床实际应用药方详见第三章"四提八纲原则下的天然药的组合应用"。

下面记述的是未与西医原理结合前的用药及处方,这是必备的功底。在这个功底的基础上,引入西医原理后,用起来更会如鱼得水。

一、用药口诀

窍吐腐药三十一,三十一法分合析:温凉火湿毒血虚,泻温气止化利祛,食虫瘀痰喘神肝,气阳血阴涩癌其。

二、口诀含义

窍吐腐药三十一:开窍、催吐、腐蚀……药品大体分31类。

三十一法分合析:31类药执行31类基本治法。分分合合,应用无穷,万病万法,不离基本法。

温,辛温解表,用于太阳——表证——微生物致病或风湿免疫病早期及局部未扩散状态/用于寒——卡他性炎症,过敏、病毒侵犯、结核脓肿/用于风——微生物侵袭或某些物质作用于免疫失调的机体引起的游走不定、变化多端的病症,荨麻疹、上感、传染病初期。

凉,辛凉解表,用于卫分——传染性流行性微生物致病或风湿免疫病早期及局部未扩散状态/用于少阳——微生物致病或风湿免疫病涉及

144

胆红素代谢和胆囊的状态,胁痛、口苦、咽干、眼花、发热恶寒。

火,清热泻火,用于气分——微生物致病或风湿免疫病非早期及非局部高热等临床症状明显状态,口渴、发热、烦躁、出汗/用于热,火盛——代谢亢进,皮脂分泌亢进、产热增强、多饮多食易饥饿。

湿,清热燥湿,用于湿盛——渗出为主的炎症,湿疹、肿胀、溃烂。

毒,清热解毒,用于毒盛——毒血症,败血症,WBC 增高、核左移、发热/用于发热充血化脓变质为主的感染,疖、痈、肿、疔、毒、丹毒、狼疮/用于一切具有引发前述情况发生的因素,某些细菌、病毒、支原体、高温、强酸、强碱、电、磁、光……

血,清热凉血,用于血分——微生物致病或风湿免疫病影响血液的状态,出血、淤斑、意识障碍。

虚,清虚热,用于虚热——微生物致病恢复期或风湿免疫病影响血液的发热状态,低热,心烦,失眠。

泻,泻下,用于阳明——微生物致病或风湿免疫病涉及神经精神、多种物质代谢、消化排泄及胃肠的状态,大便不通,高热/用于有邪——机体有微生物侵害或有了异常质/异常量的物质。

温,温经散寒、温阳,用于寒凝——产能不足,低体温、怕冷、活力不足/用于热能输布不足,局部温度减低/用于寒——卡他性炎症,过敏、病毒侵犯、结核脓肿。

气,理气,用于气滞——微细物质循行不畅,消化吸收延缓、水液输布代谢不畅/用于情绪感情不能畅快表达,压抑、抑郁、狂躁、妄想、怨怒、愤恨、哀愁、悲伤、忧患、思虑、恐惧、惊慌。

止,止血,用于出血。

化,化湿,用于消化道痰饮证——体液在胃肠代谢失调,胃中振水音。

利,利水,用于痰水证——体液在某处循行不畅,胸水、腹水、心包积液、脑积水、青光眼、睾丸鞘膜积液/用于水湿——水肿、尿路感染、带下、积液积水/用于渗出为主的炎症。

祛,祛风除湿,用于痹证——微生物致病或风湿免疫病以骨、关节、肌肉、血管、肌腱、筋膜、腱膜等等病变为主的情况。

食,消食化积,用于食积。

虫,杀虫,用于虫症。

瘀,化瘀,用于血淤——血流循行不畅,静脉性充血、动脉性充血、血液黏滞性加大;血栓,栓子、血栓形成;梗死,动脉性梗死、静脉性梗死;丧失正常功能之血液,血肿、败血症;淋巴循环障碍/用于赘骨——增生之骨,骨质退行性变;丧失正常功能之骨,骨坏死、骨髓炎;影响重要组织器官系统功能发挥之骨,颈肋/用于赘骨阻塞——颈椎病、腰椎病、骶髂关节炎……

痰,化痰,用于痰证——呼吸道分泌物增多,黄痰、白痰、血痰、黑痰/用于浓缩成为黏稠物滞留于机体内某些部位如脑、脊髓、皮肤、肌肉等成为囊肿、水疱、硬化等等/用于酯类异化代谢弱于同化代谢,肥胖、脂肪肝。

喘,平喘,用于咳嗽、憋气。

神,安神,用于烦躁——各种因素导致中枢神经缺氧缺血抑制安静不足。

肝,平肝,用于阳亢——神经体液调节失调血压增高、组织兴奋性的兴奋方面过强,烦躁、血压高、失眠、健忘、多梦/用于体内脏腑气血失调出现的脑动脉痉挛、脑血管意外、共济失调、不随意运动,震颤、抽搐、痉挛一类的病症/用于心包——微生物致病或风湿免疫病影响心脑导致抽搐、昏迷。

气,补气,用于正虚——机体应有的正常质或正常量的物质不足/用于气虚——免疫能力不足,体弱多生外感病;代谢缓慢,气短、乏力、精力不足、肌张力减弱、肌力衰弱、胃动力不足/用于卫气虚——免疫能力不足,体弱多生外感病;代谢缓慢,气短、乏力、精力不足、肌张力减弱、肌力衰弱、胃动力不足/用于元气虚——生命根本物质和机能不足:生长营养不足,蛋白质缺乏、脂类缺乏、糖类不足、水不足、无机盐微量元素不足、维生素不足;生命能力不足,活力不足、精神衰退;激动力不足,萎靡不振、情绪低落,缺乏爆发力;组织兴奋性的兴奋方面不足,反应迟钝、嗜睡/用于胃气虚——西医的消化机能不足。

阳,补阳,用于中医的阳虚——西医的产热弱于散热,怕冷、低体温;生长动力不足,生长缓慢、发育迟缓;性兴奋机能减退,阴器冰冷、阳痿;生殖功能不足,性欲不足、精液稀薄;生命能力不足,活力不足、精神衰退;激动力不足,萎靡不振、情绪低落,缺乏爆发力;组织兴奋性的兴奋方面不足,反应迟钝、嗜睡。

146

血,补血,用于血虚——贫血,血液不足或 RBC 减少或 Hb 不足;器官缺血,脑缺血、心肌缺血、视网膜缺血;血液中物质异常、缺乏必需元素导致功能不足,凝血障碍、出血。

阴,补阴,用于阴虚——西医的产热强于散热,怕热、体温偏高,五心烦热;生长营养不足,蛋白质缺乏、脂类缺乏、糖类不足、水不足、无机盐微量元素不足、维生素不足;性抑制机能减退,性欲过强、阳强不倒;生殖物质不足,精液量少、精液黏稠;生命物质不足,组织含量不足、体积小、能量储备不足;酯类异化代谢强于同化代谢,消瘦、皮肤薄弱;组织兴奋性的抑制方面不足,烦躁、失眠、健忘、多梦。

涩,固涩,用于精气不固——多尿、久泻、滑精、清稀带下/用于滑脱——慢性病衰弱,久泻、久咳、久遗,虚弱、乏力。

癌,抗癌,用于癌瘤。

其,其他。

窍,开窍,用于昏迷。

吐,催吐,用于胃肠中毒。

腐,腐蚀,用于肌肉腐烂。

三、具体细化巧妙记忆

1. 温

温表药巧记:江姐放枪制高马,紫鬼心怡聪持仓。

温表药:生姜、荆芥、防风、羌活、白芷、藁本、麻黄,紫苏、桂枝、细辛、辛夷、葱白、豆豉、苍术。

温表传统方剂:

麻黄汤,用于呼吸系外感,咳,喘……

桂枝汤,用于鼻炎……

九味羌活汤,用于感冒……

加味香苏汤,用于感冒,消化不良……

小青龙汤,用于肺心病外感……

射干麻黄汤,用于咽炎……

败毒散,用于胃肠病,感冒……

再造散,用于甲减外感……

2. 凉

凉表药巧记：柴桑馋贼蒙菊俏，银花声波通牛哥。

凉表药：柴胡、桑叶、蝉蜕、木贼、密蒙花、菊花、连翘、金银花、野菊花、升麻、薄荷、通草、牛蒡子、葛根。

凉表传统方剂：

桑菊饮，用于外感咳嗽……

银翘散，用于外感头身咽痛……

麻杏石甘汤，用于肺炎高热……

杏苏散，用于秋季感冒……

桑杏汤，用于秋凉感冒……

清燥救肺汤，用于秋凉肺炎……

3. 火

清火药巧记：石墓枯竹担灯炉。

清火药：石膏、知母、苦参、竹叶、龙胆草、灯心草、芦根。

清火传统方剂：

葱豉桔梗汤，用于外感咳嗽……

升麻汤，用于麻疹……

竹叶柳蒡汤，用于麻疹肺炎……

柴葛解肌汤，用于鼻咽炎、外感高热……

白虎汤，用于高热……

葱白七味饮，用于高热……

加减葳蕤汤，用于阴虚外感……

竹叶石膏汤，用于外感后期……

小柴胡汤，用于少阳外感……

蒿芩清胆汤，用于胆胃不和……

4. 湿

燥湿清热药巧记：勤练山柏炫肤亲。

燥湿清热药：黄芩、黄连、黄柏、白鲜皮、地肤子、秦皮。

燥湿清热传统方剂：

黄连解毒汤，用于毒邪感染……

凉膈散，用于外感便秘……

葛根芩连汤，用于胃肠外感……

防风通圣丸，用于外感、便秘、瘙痒……

石膏汤，用于乙脑、流脑……

5. 毒

解毒清热药巧记：牛马鱼蝶早凶蛇，质变新桥赢定波。

解毒清热药：牛黄、马齿苋、鱼腥草、木蝴蝶、蚤休、熊胆、白花蛇舌草、半边莲、半枝莲、穿心莲、连翘、蒲公英、地丁、马勃。

解毒清热传统方剂：

普济消毒饮，用于腮腺炎……

清瘟败毒饮，用于毒血、败血……

导赤散，用于舌炎……

龙胆泻肝汤，用于胆、胰、阴道、尿道炎症；产热增强……

左金丸，用于胃酸……

泻白散，用于结核……

清胃散，用于牙周病……

泻黄散，用于糖尿病、食积、能量过剩……

玉女煎，用于骨质疏松、牙周病……

芍药汤，用于痢疾……

白头翁汤，用于痢疾……

6. 血

凉血清热药巧记：犀牛地黄芍药丹。

凉血清热药：犀角、牛黄、生地、赤芍、丹皮。

凉血清热传统方剂：

清营汤，用于乙脑、流脑、出血热、鼠疫……

犀角地黄汤，用于脑炎脑膜炎阶段……

7. 虚

清虚热药巧记：胡胡请教甘母甲骨纹。

清虚热药：胡黄连、银柴胡、青蒿、秦艽、甘草、知母、鳖甲、地骨皮。

清虚热传统方剂：

秦艽鳖甲汤，用于结核……

青蒿鳖甲汤，用于感染后期……

清骨散，用于结核、更年期综合征……

当归六黄汤，用于结核、更年综合征、外感……

8. 泻

泻下药巧记：小黄火郁急随缘，会逗闺蜜从些钱。

泻下药：芒硝、大黄、火麻仁、郁李仁、大戟、甘遂、芫花、芦荟、巴豆、当归、蜂蜜、肉苁蓉、牵牛子。

泻下传统方剂：

大承气汤，用于便闭，急腹症……

大陷胸汤，用于腹膜炎、胰腺炎……

十枣汤，用于胸水、腹水、心包水……

大黄附子细辛汤，用于胆结石、肾结石，感染……

温脾汤，用于结肠炎、克罗恩、便秘……

三物备急汤，用于急性胃痉挛、急性胃扩张……

麻子仁丸，用于习惯性便秘、胃肠动力不足便秘……

济川煎，用于老年体弱、产后阴虚、血虚便秘……

舟车丸，用于重度水肿……

疏凿饮子，用于心衰水肿……

新加黄龙汤，用于失血脱水后便秘……

增液承气汤，用于结肠炎……

大柴胡汤，用于胆囊炎、胃炎、胰腺炎……

9. 温

温里药巧记：高粱交付将回闺，定切无语勿逼问。

温里药：高良姜、川椒、附子、干姜、小茴香、肉桂、丁香、荜澄茄、乌药、吴茱萸、荜拨。

温里传统方剂：

理中汤，用于肠炎、胃动力不足、消化不良……

吴茱萸汤，用于呕吐……

小建中汤，用于各种营养不良、贫血、衰弱……

大建中汤，用于胃肠功能紊乱，痉挛、吐泻……

四逆汤，用于冷休克、阳衰……

四逆加参/白通/通脉四逆/参附汤，用于休克、阳衰……

回阳救急汤，用于气逆、血滞、阳衰……

黑锡丹，用于结肠炎、肺心病心衰、生殖力减退……

当归四逆汤，用于末梢循环不良、虚弱……

10. 气

理气药巧记：无邪陈情只恋郎，扑倒檀香称佛缘。

理气药：乌药、薤白、陈皮、青皮、枳实、川楝子、槟榔、厚朴、刀豆子、檀香、木香、沉香、佛手、香橼。

理气传统方剂：

四逆散，用于结肠炎，气、末梢循环不良……

逍遥散，用于内分泌失调、神经紊乱……

痛泻要方，用于结肠炎，痛……

越鞠丸，用于消化不良……

金铃子散，用于胃肠神经官能症……

半夏厚朴汤，用于慢性咽炎、慢支、神经官能症……

枳实薤白桂枝汤，用于心绞痛、胆胃病、胸膜炎……

橘核丸，用于睾丸病……

天台乌药散，用于疝……

暖肝煎，用于疝……

厚朴温中汤，用于胃动力不足，胃炎……

苏子降气汤，用于慢支……

定喘汤，用于喘息……

四磨汤，用于胃病，堵塞……

旋覆代赭汤，用于胃病，堵，呃逆……

橘皮竹茹汤，用于膈肌痉挛……

丁香柿蒂汤，用于膈肌痉挛……

半夏泻心汤，用于胃肠炎……

11. 止

止血药巧记：怄气黔汉将御之，积极参与毛总怀。

止血药：藕节、三七、茜草、旱莲草、降香、地榆、大蓟、小蓟、紫珠、血余炭、白茅根、棕炭、槐花。

止血传统方剂：

十灰散，用于出血……

四生丸，用于上焦血……

咳血方，用于咯血……

槐花散，用于便血……

小蓟饮子，用于尿血……

黄土汤,用于便血……

胶艾四物汤,用于崩漏下血……

12. 化

化湿药巧记:百草火锅配红口。

化湿药:白蔻、草蔻、藿香、草果、佩兰、红蔻。

化湿传统方剂:

清络饮,芳香解暑,用于中暑……

新加香薷饮,用于阴暑……

平胃散,用于胃炎,胃动力不足……

藿香正气散,用于胃肠外感……

茵陈蒿汤,用于黄疸……

三仁汤,用于乙肝、伤寒……

甘露消毒丹,用于肝炎黄疸……

连朴饮,用于肠道外感……

蚕矢汤,用于肠道感染,吐泻腹痛、脱水……

13. 利

利湿药巧记:雨刮猪毛逗凌厉。

利湿药:玉米须、冬瓜皮、猪苓、白茅根、赤小豆、茯苓、葶苈子、泽泻、冬葵子。

利湿传统方剂:

六一散,用于暑湿……

桂苓甘露饮,用于糖尿病、中暑、呕吐……

清暑益气汤,用于中暑……

八正散,用于泌尿系感染……

五苓散,用于水肿……

猪苓汤,用于外感,水肿……

防己黄芪汤,用于风水……

五皮散,用于心衰、妊娠水肿、特发性水肿、甲减肿……

苓桂术甘汤,用于慢支心衰……

真武汤,用于心衰……

实脾散,用于心衰、腹水……

萆薢分清饮,用于前列腺炎、尿崩症……

14. 祛

祛湿药巧记：罗少穿青瓜累计，火舌焦炉继续为。

祛湿药：络石藤、伸筋草、穿山龙、青风藤、雷公藤、鸡血藤、木瓜、火把花根、白花蛇、乌梢蛇、蕲蛇、秦艽、鹿衔草、寄生、徐长卿、威灵仙。

祛湿传统方剂：

大秦艽汤，用于面神经炎、痹……

消风散，用于痒疹……

川芎茶调散，用于鼻炎、鼻窦炎……

牵正散，用于面神经炎……

小活络丹，用于痰、瘀、赘，关节炎……

羌活胜湿汤，用于骨关节炎、颈椎病……

独活寄生汤，用于虚痹……

鸡鸣散，用于 B_1 缺乏、水肿……

15. 食

消食药巧记：四仙近四魔。

消食药：神曲、山楂、麦芽、槟榔、内金、乌药、沉香。

消食传统方剂：

保和丸，用于食积……

枳实导滞丸，用于肠病，胀满……

木香槟榔丸，用于肠病，胀满，下痢……

枳术丸，用于积滞……

健脾丸，用于消化不良，便溏……

枳实消痞丸，用于食少，虚，堵塞……

五积散，用于急性胃肠炎……

16. 虫

杀虫药巧记：白种苦皮虱子咬难挠。

杀虫药：百部、贯众、苦参、苦楝皮、鹤虱、榧子、南瓜子。

杀虫传统方剂：

乌梅丸，用于虫，呕吐，手足不温……

肥儿丸，用于虫积……

布袋丸，用于弱，虫积……

化虫丸，用于虫……

伐木丸,用于血吸虫,黄肿……

17. 瘀

化瘀药巧记:别致牛虻家桃红,穷担愣住炎黄陵,辱没刘坤吃速腾。

化瘀药:鳖甲、水蛭、牛膝、虻虫、穿山甲、桃仁、红花、川芎、丹参、三棱、莪术、延胡索、姜黄、五灵脂、乳香、没药、刘寄奴、坤草、赤芍、苏木、虎杖、鸡血藤。

化瘀传统方剂:

桃核承气,用于急性盆腔炎、阑尾炎……

血府逐瘀汤,用于瘀……

复元活血汤,用于伤……

七厘散,用于伤……

补阳还五汤,用于高血压动脉硬化、脑血管病……

失笑散,用于子宫复旧不良……

丹参饮,用于心绞痛、胃痛……

温经汤,用于血液、生殖、内分泌……

生化汤,用于产后子宫复旧不良……

活络效灵丹,用于瘀痛……

桂枝茯苓丸,用于死胎,瘀……

大黄䗪虫丸,用于血质不良、CTD/AID……

鳖甲煎丸,用于肝大、脾大……

18. 痰

止咳化痰平喘药巧记:百夫搬迁将饿造,远行借款贝兴桑。

止咳化痰平喘药:白前、白附子、半夏、前胡、僵蚕、鹅不食草、远志、杏仁、桔梗、款冬花、川贝、浙贝、天南星、桑白皮。

止咳化痰平喘传统方剂:

二陈汤,用于痰……

半夏天麻白术汤,用于痰,晕……

温胆汤,用于失眠,痰水……

清气化痰丸,用于呼吸道感染……

小陷胸汤,用于支气管炎、胃炎……

滚痰丸,用于癫痫……

贝母瓜蒌散,用于咽炎、支气管炎……

三子养亲汤,用于消化不良,咳嗽……

定痫丸,用于痰证……

止嗽,用于过敏咳嗽……

19. 喘

同"18. 痰"。

20. 神

安神药巧记:龙母早掰夜合欢,远虎助阵涪陵次。

安神药:龙骨、牡蛎、酸枣仁、柏子仁、夜交藤、合欢皮、远志、琥珀、珍珠、珍珠母、茯神、灵芝、磁石。

安神传统方剂:

朱砂安神丸,用于失眠,冷静不足……

生铁落饮,用于癫痫……

珍珠母丸,用于高血压失眠……

酸枣仁汤,用于脑供血不足失眠……

天王补心丹,用于内分泌紊乱失眠……

甘麦大枣汤,用于更年样失眠……

21. 肝

平肝药巧记:天罗勾公辞灵歇。

平肝药:天麻、罗布麻、钩藤、蜈蚣、羚羊角、磁石、全蝎。

平肝传统方剂:

羚角钩藤汤,用于脑病……

镇肝熄风汤,用于痉,脑血管病、高血压……

天麻钩藤饮,用于痉,失眠、高血压……

阿胶鸡子黄汤,用于痉,低钙抽搐……

大定风珠,用于痉,脱水抽搐……

地黄饮子,用于痿、痹……

22. 气

补气药巧记:神奇交警煮草药。

补气药:人参、党参、太子参、西洋参、黄芪、绞股蓝、红景天、白术、甘草、山药。

补气传统方剂:

四君子汤,用于能量代谢不足……

参苓白术散,用于气虚,泻……

补中益气汤,用于虚,晕、脱垂、低血压……

升脉饮,用于津液不足,能量不足……

人参蛤蚧散,用于久咳肺虚外感……

23. 阳

补阳药巧记:断茸二仙狗嫉妒,还喝不起个虫丝。

补阳药:续断、鹿茸、仙茅、仙灵脾、狗脊、巴戟、杜仲、海马、紫河车、补骨脂、枸杞子、蛤蚧、冬虫夏草、菟丝子。

补阳传统方剂:

肾气丸,用于激素不足、水肿……

右归丸,用于激素不足……

24. 血

补血药巧记:归芍何地枣桑娇。

补血药:当归、白芍、大枣、桑葚子、何首乌、熟地、阿胶。

补血传统方剂:

四物汤,用于瘀、血虚……

当归补血,用于血虚……

归脾汤,用于血虚、悸、失眠……

炙甘草汤,用于迟缓性心律失常……

泰山磐石散,用于孕,虚……

25. 阴

补阴药巧记:冬玄百竹龟鳖精。

补阴药:天冬、麦冬、玄参、百合、玉竹、龟板、鳖甲、黄精。

补阴传统方剂:

六味地黄丸,用于激素不足、精气亏虚……

左归饮,用于激素不足、精气亏虚……

大补阴丸,用于阴精不足、更年期综合征……

虎潜丸,用于筋骨病……

二至丸,用于营养不良、冷静不足……

一贯煎,用于萎缩性胃炎,酸……

石斛夜光丸,用于白内障……

补肺阿胶汤,用于结核、支扩、癌……

龟鹿二仙胶,用于精卵不足……

七宝美髯丹,用于脱发……

养阴清肺汤,用于白喉……

百合固金丹,用于结核、支扩、癌……

麦门冬汤,用于阴虚,慢性咽炎……

琼玉膏,用于恶病质、营养不良……

玉液汤,用于糖尿病……

增液汤,用于肠燥便秘……

26. 涩

固涩药巧妙记忆:鹰盆喂鱼笑刘备。

固涩药:金樱子、覆盆子、五味子、山茱萸、石榴皮、五倍子、海螵蛸、桑螵蛸。

固涩传统方剂:

玉屏风散,用于防御力不足……

牡蛎散,用于汗……

九仙散,用于久咳……

真人养脏汤,用于久泻……

四神丸,用于五更泻……

桃花汤,用于结肠炎……

金锁固精丸,用于遗精……

桑螵蛸散,用于失眠、生殖力不足……

缩泉丸,用于遗尿……

固经丸,用于月经过多……

震灵丹,用于经多、精遗……

完带汤,用于宫颈炎、阴道炎……

27. 癌

抗癌药:石上柏、白花蛇舌草、珍珠、远志、灵芝、地龙、全蝎、蜈蚣、僵蚕、麝香、石菖蒲、蟾酥。

抗癌传统方剂:

西黄丸,用于乳腺癌。

小金丹,用于癌肿。

28. 其

157

其他传统方剂：

仙方活命饮,用于脓肿……

五味消毒饮,用于脓肿……

四妙勇安汤,用于脉管炎……

牛蒡解肌汤,用于脓肿发热……

海藻玉壶汤,用于甲状腺瘤……

透脓散,用于脓肿……

阳和汤,用于结核……

内补黄芪汤,用于脓肿气虚……

苇茎汤,用于肺脓肿……

大黄牡丹汤,用于阑尾脓肿……

薏苡附子败酱散,用于脓肿……

29. 窍

开窍药：麝香、冰片、石菖蒲……

开窍传统方剂：

安宫牛黄丸,用于脑炎、脑膜炎、脑血管病……

紫雪丹,用于脑炎、脑膜炎……

至宝丹,用于脑炎、脑膜炎……

小儿回春丹,用于高热痉挛……

行军散,用于暑痉……

苏和香丸,用于中毒昏厥……

紫金锭,用于急性胃肠痉挛,吐……

30. 吐

催吐药：藜芦、瓜蒂、生盐、胆矾……

催吐传统方剂：

瓜蒂散,用于黄疸型肝炎……

救济稀涎散,用于昏厥……

盐汤探吐方,用于中毒……

31. 腐

去腐生肌药：铅丹、水银……

去腐生肌传统方剂：

九一丹,用于疮毒腐肉……

参考书目

［1］邓铁涛．中医诊断学．北京：人民卫生出版社,1993.

［2］邝贺玲．内科疾病鉴别诊断学．北京：人民卫生出版社,1997.

［3］林慧娴．风湿病临床解疑．北京：人民军医出版社,2008.

［4］高学敏．中药学．北京：人民卫生出版社,2004.

［5］侯家玉．中药药理学．北京：中国中医药出版社,2002.